Karina Velasco

El arte de la transformación

La habilidad de transformar conceptos complejos en enseñanzas sencillas y divertidas ha hecho de Karina Velasco una
de las más deleitables autoras de literatura de autoayuda. La
enseñanza a través del placer, el gozo y el amor es una de
sus grandes pasiones, así como el aprendizaje por medio de
la inspiración. Cuando no está escribiendo, Karina imparte
cursos de nutrición, cocina, yoga, conciencia y sexualidad.
Es conferencista en eventos holísticos en Alemania, Australia
y Nueva Zelanda. Está certificada como nutrióloga holística
por el Instituto Gourmet Natural y el Instituto de Nutrición
Integral de Nueva York (2008); se graduó en 2010 como
maestra de yoga por el estudio Yoga Works de Los Ángeles,
y por más de siete años se ha preparado en sexualidad y
energética. Colabora en programas de televisión como *Al
natural* y *Yoga con Luz*. Es autora de los bestsellers *Del punto A
al punto G*, *El arte de la vida sana*, *Los colores del amor* y del ebook
Sexo sagrado, estos últimos también publicados en inglés.

El arte de la transformación

El arte de la transformación

Tu guía práctica para tener plenitud

KARINA VELASCO

VINTAGE ESPAÑOL

Una división de Penguin Random House LLC

Nueva York

Amaneceres y atardeceres que nos dan esperanza.
Lluvia que purifica nuestra alma.
Tierra que nutre nuestro ser.
Viento que aclara la mente.
Espacio que nos abre a las posibilidades.
Arcoíris que crea magia en nuestras vidas.

Índice

El arte de la transformación

Introducción

Estamos en una etapa muy importante, en la que el cambio es esencial para nuestra evolución como seres humanos y para la manera en que nos desenvolvemos en el mundo. Con tanta información que existe, la gente está muy confundida. No saber discriminar tantas opciones nos ha nublado la claridad para tomar decisiones y saber qué es realmente lo que necesitamos, lo que queremos y lo que no. Nos guiamos por lo que escuchamos, leemos y aprendemos y le damos nuestro poder al gurú, al maestro, al nutriólogo, al *coach*, al médico, al terapeuta.

Es momento de cambiar, de crear nuevos paradigmas y formas de vivir la vida, de construir estructuras afines que beneficien al ser humano. Vivimos en un mundo cambiante, incierto, tanto a nivel personal como global, y no debemos aferrarnos a una creencia, a una filosofía o a una forma específica de alimentarnos. Lo importante es iniciar el cambio desde uno mismo.

Es hora de que tomes el poder y aprendas a honrar tu cuerpo físico y tu cuerpo energético, así como tu mente. Ellos tienen diferentes necesidades y cambian todos los días. Es tiempo de dejar de seguir a un gurú, de no seguir dependiendo de lo que nuestro chamán o nuestro sanador o psíquico nos dicen, y simplemente usarlos como guías. Es tiempo de que seamos nuestro propio maestro, de adaptarnos a lo que esté pasando en el presente, de informarnos y decidir conforme a lo que más nos sirva en ese momento.

Por eso creo en un estilo de vida holístico. No en un solo camino. La integración siempre ha sido la base de mi búsqueda personal. A lo largo de mi vida me he topado con muchas filosofías espirituales que invitan constantemente a conectarnos con el corazón (y estoy totalmente de acuerdo: qué es la vida sin amor, sin expansión, sin paz y sin compasión). Pero también nos dicen que sólo lo escuchemos a él, y que la mente es nuestra adversaria, que debemos olvidar lo que ella nos dice. Mi pregunta es: si sólo escuchamos nuestro corazón y olvidamos nuestra mente, ¿en realidad estamos viviendo como seres integrales? ¿Qué tan práctico es vivir la vida sin escuchar nuestra mente? ¿Utilizamos el corazón para tomar decisiones con base en la salud y el ámbito financiero? La mente nos ha dado mucho y, al igual que el corazón, debemos honrarla y usarla con conciencia.

Como personas que leemos este tipo de libros, queremos mejorar, ser más conscientes, superarnos, encontrar el balance, dejar ir muchas cosas que no son útiles. Queremos iluminarnos, ser sanos e *inmortales*. Pero ¿qué tan real es esto? ¿No te parece que este tipo de adjetivos nos están alejando de quienes realmente somos y de lo que queremos, y nos obligan a vivir queriendo llegar a algo inalcanzable?

El síndrome de la perfección nos ha convertido en buscadores de *la* verdad, nos ha orillado a pensar que siempre hay algo mejor, que hay una versión óptima de nosotros, que seremos intocables, que no nos enfermaremos, que nunca envejeceremos y que todo, absolutamente todo, podremos sobrepasarlo… Pero, tristemente, esto no es real. La perfección, la inmortalidad, la invulnerabilidad… no son posibles. Son estándares que nos mantienen en un lugar desde el cual siempre queremos más y en el que no encontramos paz porque constantemente la estamos buscando.

Aceptar quiénes somos, aprender a amarnos y conocer nuestras creencias y nuestros patrones, de eso trata el camino. La experiencia de vivir la vida con conciencia, sin querer más, sólo con el simple hecho de amarnos y de aceptar la vida. Si dejamos a un lado esos adjetivos tan pesados, nos sentiremos más libres y con menos presiones. No hay nada que buscar. Todo está en el ser y en el hacer.

En la mayoría de los libros o contenido en línea que tenemos a la mano sobre autoayuda, psicología, nutrición, ejercicio y espiritualidad, los autores o especialistas nos venden una técnica o una filosofía que, según muchos de ellos, es la única que funciona, es la verdad absoluta, y en ocasiones desacreditan otros estilos de vida. Es muy válido expresar y comunicar nuestras creencias y nuestra verdad, pero eso no significa que sea la verdad absoluta. Lo que para uno es medicina para otro puede ser veneno.

En ese sentido, este libro es diferente. Aquí te cuento mi propia experiencia de años de creer y experimentar con distintas filosofías, métodos, formas de nutrición e incluso muchas semillas de creencias que crecieron en mi psique y que hoy me doy cuenta de que no funcionan. Llegó un momento en que todas esas creencias inamovibles me llevaron al límite. Tenía que reinventarme: ser tan fanática, creer todo lo que me decían y todo lo que leía, por más bueno que fuera, no significaba que era para mí, o más bien ignoraba que sólo iba a funcionar por un tiempo determinado. Y fue en este estado de frontera entre la vida y la muerte en el que entendí que ya era hora de dejar de ser tan individualista, de tener favoritismos, de poner etiquetas que sólo fragmentan nuestro ser y nos separan del mundo: que si eres vegano, vegetariano, yogi, kundalini, tántrico, gay, bisexual, monógamo o poliamor… en esos pensamientos no está la verdad; tampoco está el bienestar. Recordemos que todo lo que hacemos, en particular lo que he compartido en mis libros, lo hacemos con el fin de sentirnos bien, ser saludables y vibrantes, tener buenas relaciones, vivir en el amor, en la pasión y en la paz. En este libro no hay verdades; aquí he querido compartir mi propia interpretación de lo que he leído, aprendido y experimentado. En este libro en particular comparto las herramientas que más han acelerado mi transformación y con las cuales me he sentido más feliz y realizada, y creando la vida que quiero.

Desde pequeños nos enseñaron a cuestionar todo, a buscar un significado a las cosas que nos suceden. Estas preguntas no necesariamente tuvieron respuesta, o más bien esas preguntas no fueron las más indicadas. La vida pasa. Y lo que realmente queremos es vivir sanos, realizados y plenos.

Nada está mal con nosotros, no hay una verdad absoluta ni una salvación.

La única salvación es mucho más sencilla de lo que pensamos: está en decidir qué tipo de experiencias queremos en nuestra vida, en tomar acciones para conseguirlas, en volvernos responsables y en sentirnos bien y en nuestro poder. Esa es la salvación. Tú la vas a conseguir, nadie te va a llegar a salvar.

Es tiempo de dejar ir todas aquellas creencias, filosofías y técnicas que no te hacen sentir bien y enfocar tu energía y tus pensamientos en aquello que sí lo consiga, tanto en tu cuerpo como en tu mente y energéticamente. Libérate de pensamientos o creencias que te hagan sentir mal, culpable, avergonzado o sometido. Éste es el camino a la libertad y al bienestar integral.

En esta obra te muestro el diálogo entre el mundo interno y el externo. Por mundo externo me refiero a la naturaleza y a sus elementos: aire, tierra, fuego, aire, y uno más que sumo: éter. Ellos nos dicen mucho acerca de cómo funcionamos en un nivel interior. Si llegamos a conocerlos en nuestro ser e integrarlos conseguiremos vivir la transformación como lo hace la naturaleza.

Aquí aprenderás a ser una persona que está en su total poder, con una mente clara para asumir las responsabilidades y tomar decisiones más acertadas de lo que quieres y de lo que no quieres en tu vida. Podrás, con pequeños pasos, crear una vida más saludable, prevenir enfermedades, retardar el envejecimiento, combatir la depresión, potencializar tu creatividad y tener un mejor estado de ánimo. Todos nosotros tenemos una naturaleza que va de la mano ya sea de la tierra, el agua, el aire o el fuego. Si están en balance, si los conoces, si te conoces, entonces el proceso será distinto.

En este libro tendrás las herramientas necesarias para integrar y usar cada elemento cuando lo necesites para poder transformar y crear la vida que quieres y mereces. Y hablo de la alquimia como una metáfora para poder explicar lo que sucede con la integración y de qué forma podemos transformarnos para vivir nuestra vida en todo su potencial. Esta milenaria tradición me dio la pauta para poder compartir todas las herramientas y exponer de una manera simple todos los experimentos que he hecho en mi vida y con los cuales he visto cambios durables. La unión de la ciencia y la espiritualidad es el futuro y todos podemos ser pioneros de esta forma de vida que será más libre, productiva, amorosa, armoniosa y llena de placer.

Si realmente quieres vivir con plenitud, si quieres sentirte bien con lo que piensas y haces, si tu cuerpo funciona adecuadamente, si tu energía crea ideas y proyectos fascinantes, puedes vivir con más paz, con más amor, con más abundancia y con las herramientas necesarias para poder crear lo que quieres y enfrentar las situaciones difíciles con más templanza.

Decide cuál es tu verdad y pon en acción la alquimia de la transformación.

La alquimia

Los secretos de la alquimia existen para transformar a los mortales de un estado de sufrimiento e ignorancia a un estado de iluminación y gozo.

DEEPAK CHOPRA

La alquimia es una ciencia esotérica que está vinculada a la transformación de la materia. Es el arte de liberar partes del cosmos de su existencia temporal y de que lleguen a la perfección (para los alquimistas el oro era el metal más perfecto y, por medio de distintas aleaciones, lo conseguían; por otro lado, para el hombre la perfección está en la inmortalidad y en la redención). La alquimia no sólo trataba de transformar las cosas en oro: suponía entender la verdadera naturaleza de las cosas y aprender a manejar o manipular las energías.

La alquimia es una antigua práctica protocientífica, que antecede a la química y a la medicina. Es una disciplina filosófica que combina elementos de la metalurgia, la astrología, la semiótica, el misticismo, el espiritualismo y el arte. Ha sido citada como el proceso para transformar el plomo u otros elementos básicos en elementos nobles como la plata y el oro.

La alquimia también implicaba la búsqueda de la piedra filosofal, con la que se obtenía la habilidad para transmutar los metales básicos al oro, que representaba la vida eterna y era la clave mística que haría que nuestra evolución fuera posible. Esta piedra es la creadora del elíxir de la vida que serviría para mantenernos bellos y longevos.

Los alquimistas lograban convertir diferentes metales en oro. Mezclaban mercurio, azufre y sal, que representaban el espíritu, el alma y el cuerpo. El azufre representaba el espíritu de la vida. El mercurio era la conexión fluida entre lo de abajo y lo de arriba (la tierra y el cielo). La sal era la materia base.

Estos elementos eran purificados por el fuego. Desde el proceso de los metales para convertirlos en oro, hasta el simbolismo de la evolución de un estado imperfecto, enfermo, corruptible y efímero a un estado perfecto, sano, incorruptible y eterno.

Se afirmaba que los alquimistas, antes de transformar los elementos, debían purificarse y prepararse mediante la oración y el ayuno, lo que se convertía en una práctica espiritual. La transformación del metal en oro es una analogía de la transformación y purificación personal, y la iluminación sólo se alcanzaba tras años intensos de estudios y de experimentación. En el plano espiritual, la finalidad era investigar la naturaleza y utilizar los cuatro elementos —tierra, aire, fuego y agua— para preparar un quinto elemento que contenía la potencia de estos cuatro en su máximo equilibrio.

Ya que no tenían un lenguaje propio tomaron símbolos de la mitología bíblica, la pagana, la astrología y la cábala para representar sus experimentos. Por eso sus recetas parecían mágicas. En la Edad Media los alquimistas eran considerados magos. En esa época hubo un fuerte genocidio de los que practicaban esta tradición.

Uno de los grandes alquimistas que redefinió la alquimia en una nueva forma fue Paracelso (1493-1541). Él decía que la enfermedad y la salud en el cuerpo tenían que ver con la armonía que poseemos y con los balances de los minerales en nuestro organismo, y que ciertos remedios químicos podrían ayudar a conseguir este balance. Practicaba la medicina herbal. En ese tiempo comenzó a surgir la medicina. Otros grandes alquimistas fueron Galileo, Aristóteles, Leonardo da Vinci y, en los tiempos modernos, Isaac Newton y Robert Boyle, quien fue el padre de la química. Estos grandes visionarios fueron pioneros de grandes cosas que cambiaron el rumbo de la historia. Lo que tenían en común, además de su intelecto, fue que a ellos no les decían qué pensar. Entendieron qué se necesitaba para transformar y crear. Todos ellos fueron pioneros, inventores, investigadores y experimentadores. Sin alquimistas en nuestra historia, la tierra seguiría pensándose como plana, la filosofía no sería parte de nuestra existencia, la química no existiría y el mundo metafísico no hubiera sido descubierto. Por eso necesitamos alquimistas en este mundo, y todos nosotros, de una forma u otra, podemos transformar nuestras vidas, redefinir lo que queremos y actuar para crear lo que queremos lograr.

El alquimista Jacques Malouin, en la enciclopedia de Diderot, asevera que la alquimia es la química más sutil que permite que uno observe operaciones extraordinarias a una mayor velocidad que lo que la propia naturaleza puede actuar. La naturaleza tiene su propio tiempo para cambiar. Por ejemplo, durante las estaciones del año todo se transforma. Por otro lado, el ser humano es el único que puede jugar con los tiempos para generar cambios más rápidos y alterar el orden natural de las cosas usando la tecnología. El mundo es más rápido para nosotros y así es nuestra transformación: ya no tenemos tiempo de sentarnos a meditar por años, ir al psicólogo por décadas o tomar medicamentos que nos dan resultados rápidos pero que a la larga no sanan la raíz del problema.

Es tiempo de acelerar nuestra evolución, de tomar acción, de iluminarnos en cada oportunidad que tenemos. Mi mentor, Lawrence Lanoff, dice que la iluminación consiste en "alivianarte", en esos momentos en que "te cae el veinte" y profundizas en tu estado de conciencia.

En este libro hablaré de los elementos de nuestra vida que tenemos que armonizar para crear un estado de libertad y amor. Mantener nuestro cuerpo, nuestra mente, nuestra energía sexual y nuestras emociones en equilibrio es lo que logra que la alquimia y la transformación en tu vida sucedan. Lo más importante es tomar acción hacia lo que queremos lograr y ser.

Simplemente humana

Este año ha sido uno de los más complicados de mi vida. Ha representado una prueba para poner en acción mis años de estudio y de trabajo personal y espiritual. Ha sido difícil escribir este capítulo. En mis otros libros me desnudé y compartí mi problema de imagen personal, mis orgasmos y mis historias de amor, pero ahora les contaré mi parte más vulnerable, mis miedos, mi enfermedad, mi acercamiento con la muerte. Esa parte que todos deseamos esconder, que evadimos y de la que no queremos que el mundo se entere porque es el botón que cualquiera puede apretar. Pero la muerte, los miedos, la enfermedad, nuestros pensamientos de escasez, son la intimidad pura, nuestra naturaleza humana y, a la vez, son lo que todos tenemos en común, lo que nos acerca, lo que nos causa empatía, porque es lo que mejor entendemos del otro. Espero que esta experiencia les sirva, les haga valorar más su vida, y que se den cuenta de que la vida está para gozarla, para vivirla en libertad, con amor, haciendo lo que más nos gusta y dejando ir lo que nos hace sentir mal o no nos sirve.

Somos humanos, tenemos miedos y secretos. Yo lo logré y con esa vulnerabilidad me hice más fuerte, más compasiva, más amorosa, más poderosa pero, sobre todo, entendí que sólo soy un ser humano y que la vida, esta vida, sólo se vive una vez y que yo elijo qué acciones y qué creencias poseo para tener las experiencias de vida que quiero vivir.

La vida es agridulce. Tenemos etapas en las que la mayoría de las cosas están a nuestro favor y otras en las que nos damos cuenta de que al fin y al cabo no importa qué tan inteligentes, famosos, ricos, pobres, bonitos o feos seamos. Simplemente somos seres humanos y tenemos necesidades básicas para vivir, como la salud, el alimento, el sexo, el dormir y un techo. Todo lo demás es un adorno. Cuando no puedes disfrutar alguna de estas necesidades que te hacen ser humano te das cuenta de que lo que realmente importa es diferente a lo que pensabas.

La vida me sigue asombrando con regalos y lecciones. Desde pequeña siempre tuve miedo a la muerte y terror a la enfermedad. Cuando se hablaba de que alguien estaba enfermo en mi casa o en el círculo de mis amigos, evadía el tema lo más que podía. Incluso inventaba pretextos para estar lejos justo en momentos de crisis de salud, aun cuando mi papá estaba muy enfermo. Mi corazón estaba tan destrozado que estar cerca de él me abatía. Y mi forma de protegerme era estar de viaje sin comunicarme con mi familia. Una de las cosas que más me aterraba eran los funerales. Vivía en la completa evasión emocional y hasta física. Fui a unos cuantos sepelios, pero realmente no estaba ahí. Era como si mi cuerpo se pusiera una armadura por la que no traspasaba nada y tampoco salía nada de ella.

La primera vez que tuve que enfrentarme a la muerte de alguien cercano fue en el funeral de mi abuela Mutti. Fue duro, pero en mi mente su deceso tenía que ver con un ciclo lógico, ya que ella tenía 83 años. Viví el duelo como pude, realmente sin sentir la profundidad de mi tristeza y pretendiendo ser fuerte para apoyar a mi mamá.

Mi siguiente encuentro fue con la enfermedad y con la muerte de mi papá. Fue algo complicado y confuso, ya que entendía a nivel espiritual y mental lo que estaba pasando. Todos los libros y cursos de budismo sobre la muerte, todas las enseñanzas acerca del desapego, el ciclo natural y la reencarnación, me ayudaron a entender aquella situación. Y estar mentalmente saturada de estas enseñanzas representó un apoyo para sobrellevar la muerte de mi padre, pero las utilicé para evadir mi duelo, la intensa tristeza en mi corazón por perder a quien me dio la vida. Mi corazón y mi cuerpo emocional lo evadieron totalmente. Lloré por momentos, pero de una forma superficial, realmente sin sentir a profundidad su pérdida. Cinco años después realmente viví el duelo de la muerte de mi padre. Fue en un retiro de tantra en Praga. Recuerdo que estaba en mi hora de descanso, recargada en un árbol hermoso. Curiosamente, algunas cenizas de mi papá están en un árbol y eso me hizo recordarlo. Imágenes de su enfermedad vinieron a mi mente, fuertes sentimientos de impotencia por no haber podido ayudarlo. Lo vi en su ataúd en el funeral y esas imágenes no sólo llegaron a mi mente, sino a lo más profundo de mi corazón. Experimenté un dolor tan intenso que percibí mi corazón desgarrándose por dentro; sentí un agujero como si me hubieran clavado una espada, un dolor físico y emocional intolerable. Me quedé en ese dolor, lo viví, lo percibí. Lloré y grité por horas, como en un parto que duele pero del que sabes que traerá una nueva vida. Después de unas horas de caos interno comencé a sentir calma. Un ligero calor empezó a cubrir mi corazón, sanando, llenando ese agujero de todas las cualidades que admiraba de mi padre. Lloré de la emoción, por hacer parte de mí ese legado tan hermoso: una parte de él. Fue un bello sentimiento constatar que el duelo, en lo más profundo de mi ser, iba a transformar esa emoción en algo bellísimo. Paz y amor, calma pura como la del lago que veía frente a mí. Aceptación total y sanación. Se abría un espacio para lo nuevo; magnificaba las cualidades de mi padre y dejaba ir el dolor para siempre. Cuando lo recuerdo, todavía a veces lloro y siento tristeza por no poder estar con él, pero esos sentimientos vienen desde el espacio del amor, de la belleza de haberlo tenido como mi padre. Lo que nunca imaginé fue que yo tendría un encuentro con la muerte años después.

La enfermedad y la muerte se pueden entender. Se pueden aceptar en un ámbito mental. Incluso existen libros de filosofía, maestros espirituales, estudios científicos acerca de la relación entre emoción y enfermedad, y un sinfín de ideas y creencias que usamos como herramientas, ya sea para aprender acerca de lo que nos está pasando o para evadirnos de lo que nos pasa.

En mi mundo fantasioso la muerte estaba lejos; no existía en mi horizonte. No me iba a enfermar porque me cuido, me alimento súper sanamente, hago ejercicio, pienso positivo, medito, decreto, hago yoga, soy consciente de quien soy, libero mis emociones, me relaciono compasivamente. Cómo iba a pasarme algo malo si uso una gran cantidad de herramientas para vivir en balance: masajes, aceites esenciales, instrumentos de antifrecuencias electromagnéticas, ropa de algodón orgánico y demás cosas que sin duda apoyan el tipo de estilo de vida que quiero vivir y que me han ayudado a prevenir enfermedades, dándome energía, felicidad, creatividad y bienestar general… pero que no van a prevenir una enfermedad que es biológica.

Ésta ha sido una de las más grandes lecciones de mi vida. Aprendí que a pesar de hacer lo que haga soy un ser humano, y los humanos se enferman y mueren.

Todo comenzó en el verano de 2014. Estaba en Tulum y consumí un pulpo que me hizo daño. Regresé a la Ciudad de México. Sentía que me iba a morir: dolor de estómago, vómito, diarrea. Estaba tirada como trapo, sin poder moverme. Consulté a mi médico interno y a Google y, según los síntomas, se trataba de una intoxicación por mariscos, así que la traté como tal. Pasaron un par de semanas y los síntomas seguían presentes. Como estaba tomando jugos y píldoras de desintoxicación, pensé que era un buen *detox*, y que mi sistema necesitaba depurarse. Y así es como lo viví. Tenía planeado un viaje a Hawái con mi amigo David Wolfe y decidí ir: qué mejor que viajar con el experto en longevidad y nutrición natural. Con su ayuda sanaría. Hawái me hizo sentir un poco mejor a pesar de que los síntomas de mi mal persistían. La conexión con la naturaleza y el hecho de nutrirme sólo con frutas y verduras locales redujeron mi malestar. Seguí con mi protocolo de tomar sólo jugos y agua, y logré adaptarme, como ya lo había hecho con mis primeros *detox*, aunque me sentía un poco cansada, con náuseas, sin hambre y con fatiga. Los menjurjes que me preparó David me ayudaron a sentirme un poco mejor. Semillas de papayas, noni, agua de coco, clorofila, aceites esenciales. Así pasó una semana en la que un día amanecía mejor y al siguiente caía en cama y sólo dormía. Como no tenía sed, pero tomaba mucha agua, no me sentía deshidratada, Al terminar la semana creí que ya iba de salida y volé a Miami para conducir Premios Juventud. Fueron diez horas de vuelo. El peor de mi vida. Mi abdomen estaba del tamaño del de una mujer embarazada de cinco meses, el cólico era intolerable, y las idas al baño, interminables. Mi cuerpo aceptó finalmente, después de un mes, algo de arroz, así que con un poco más de energía llegué a los premios y por arte de magia logré trabajar todo el día sin sentirme mal. Tenía la impresión de que mi cuerpo había desaparecido. Ese día me di cuenta de que realmente había algo más, que ya no era una simple intoxicación. Fue entonces que, después de estar tres horas en la conducción del programa, mi camarógrafo se acercó y me dijo muy preocupado: "Kari, tienes la boca, las manos y los pies morados". Me miré y me preocupé un poco. Al día siguiente caí en cama; mis síntomas eran mucho peores que durante los primeros días en México y tuve que tomar un vuelo a Los Ángeles. Otro vuelo que no le deseo a nadie.

Al llegar a Los Ángeles decidí que era tiempo de tomar otra acción. Ya había pasado un mes y el cansancio, la diarrea, las náuseas y el vómito seguían. Tuve una reacción terrible cuando mi familia me insistió en que debía ir con un doctor, pero me llevaron casi a rastras. Llegamos a urgencias, donde me hicieron un estudio. El diagnóstico fue que no había parásitos y que seguramente se trataba de un virus que con diez días de antibiótico se erradicaría. No lo tomé. ¡Cómo! ¿Yo? ¿La que enseña a la gente a sanar con cosas naturales? Imposible. Hubiera sido un fraude. Todos estos pensamientos se activaron en mi mente. Por mi miedo a ser juzgada por incongruente, mi resistencia se hizo aún mayor. Durante unos días me negué a ver a un doctor y a recibir apoyo de la medicina occidental. No creía en ella; la desacreditaba. Pasó una semana y estaba peor. Ya no podía moverme de la cama. El baño quedaba a cinco pasos y el esfuerzo que hacía por llegar a él era como el de subir una montaña. Mi familia finalmente intervino para que fuera a ver a un médico, y mi *coach* y mentor, Lawrence Lanoff, me dijo algo muy cierto pero que nunca había pensado: "Karina, ¿estás dispuesta a morir por una creencia?" Eso cambió todo. Esa noche fue una de las más terribles de mi vida, porque sentí terror. Sentí que mi cuerpo se quemaba por dentro; experimentaba una oleada de calor como si fuera lava de un volcán, recorriendo mis venas; sangre hirviente. Decidí aventarme el brinco y en una meditación percibí a profundidad esa sensación y ese terror; recorrí mi cuerpo y con la respiración el calor se iba haciendo más fuerte. Sentí que era una bruja a la que estaban quemando en la Inquisición. En ese momento por primera vez pensé en la muerte: "¿Me estaré muriendo? ¿Qué pasaría si desaparezco del mundo ahora? Amo la vida, tengo tanto por vivir, no estoy lista para morir". Aunque creía que sí lo estaba. No sabía si iba a haber un mañana. El terror se convirtió en una pesadilla. De nuevo fui a lo más profundo de mi ser e hice la paz: si así tenía que ser, así sería, pues lo que había vivido, experimentado y creado en mi vida había sido bello, sin remordimientos. En ese momento "me cayó el veinte" de que realmente estaba muy enferma. Mi mente creía que lo iba a resolver y había actuado como si aquello no fuera para tanto. Me di cuenta del miedo que tengo a la muerte y a la enfermedad, a algo que toda la vida traté de evadir y que ahora me pasaba obligándome a enfrentar aquellos miedos y a dejar ir esa serie de creencias de que era inmune e inmortal.

Sentí mucha paz al saber que vivo la vida como la quiero vivir. Mis emociones se tranquilizaron, mi mente encontró la paz, aunque las sensaciones de que me quemaba por dentro continuaron el siguiente día. Desperté. Lo primero que sentí fue gratitud, por otra oportunidad, por otro día más. Las sensaciones en mi cuerpo eran las mismas, pero ese miedo a morir y a estar enferma se disolvió: ya había encontrado la paz. Minutos después sonó el teléfono. Era mi amiga Dominika Paleta. Le conté lo que pasaba. Me recomendó a su doctor, el señor Khalsa, que justamente mezcla la medicina tradicional con la medicina alternativa. Eso tenía más sentido para mí y decidí ir a verlo. Lo llamé y a las pocas horas llegué a su consultorio casi cargada por mi mamá. Entrar en su consultorio se parecía a haber llegado a una clase de yoga y no con un doctor. Eso me dio más paz. Había un hermoso cuadro de yoguis en la pared, se escuchaban mantras de la tradición kundalini y había orquídeas en la sala de espera. Me recibió un hombre en sus sesentas, con una mirada transparente y llena de paz. Estaba vestido con túnica y turbante blancos. Me relajé automáticamente: "Un doctor yogui que practica tantra blanco, ¡qué bendición!, nos vamos a entender". Me recibió con un abrazo como a una hija y me dijo: "Te ves muy enfermita", con un tono de compasión y muy amoroso. Ese recibimiento me hizo estar abierta para escuchar y sentir que me entendía. Él me comentó que la medicina alternativa es una increíble herramienta de prevención y mantenimiento, pero que en muchos casos es importante utilizar ambas, la medicina tradicional y la alternativa, sobre todo en casos de virus, bacterias o enfermedades como el cáncer. El doctor me revisó. Mi presión estaba en 50/40. Su rostro se tornó blanco. Me dijo: "Esto es muy peligroso, puede darte un paro cardiaco en cualquier momento. Además, estás totalmente deshidratada y muy enferma. Si no hacemos algo ahora a lo mejor mañana no te vemos". Ese día recibí más de cuatro litros de suero. Mi cuerpo los consumió en tiempo récord. Conforme sentía el líquido entrar por mis venas, la quemazón que sentía en mi interior se fue disipando. Durante la siguiente semana me hicieron múltiples estudios, incluyendo la prueba del intestino impermeable, la celiaca, la intolerancia al gluten, el panel hepático, metabólico y endoscopio y una colonoscopía. Fue duro estar de estudio en estudio con agujas, piquetes, sueros, atmósferas médicas; todo a lo que me resistía, ahí estaba. Lo curioso es que estaba en paz y aceptando que aquello era algo que se tenía que hacer, y que nada me dolió. Lo vi con sentido del humor. El apoyo de mi familia fue invaluable.

Esa semana recibí una llamada de mi querido amigo Marco Antonio Regil. Me preguntó cómo estaba. Dudé un minuto en contestar. Aceptaba que estaba enferma y dejaba de fingir o decía que no era para tanto. "¡Estoy enferma!" Y él contestó: "¿Tú que eres tan sana y estás en este rollo *healthy*?"

Precisamente esta idea había estado en mi mente aquellos dos meses, por lo cual no le había dado importancia ni había aceptado mi condición debido a esta creencia de que soy muy sana como para enfermarme. Esta idea de que, de acuerdo a mi conocimiento y a mi estilo de vida, podía resolver una crisis de salud sin ayuda externa y de forma natural. Esa creencia de que si tienes un estilo de vida súper sano y una vida espiritual rica es como guardar un comodín que te salva de la enfermedad, el sufrimiento y el dolor.

Esta idea me llevó a terminar con más de siete litros de suero por deshidratación en una semana, con la presión peligrosamente baja y tomando antibióticos antes de recibir los estudios por urgencia médica.

Esta ha sido una prueba de humildad y una manera muy dolorosa de aprender que soy humana, que necesito ayuda, que hay cosas que no puedo sanar naturalmente y que la medicina occidental se creó precisamente para aliviar estos casos.

La lección aun no terminaba. Faltaba saber exactamente qué tenía y lidiar durante los próximos diez días con antibióticos que fueron una bomba para mi organismo. Al continuar con mi proceso emocional de aceptar esos miedos relacionados con la muerte y la enfermedad que han estado presentes en este tiempo, y debido a que no tengo energía para hacer nada para evadirlos, no me quedó de otra que enfrentar y sentir dichos temores, que han sido fuertes y dolorosos, y, a la vez, liberadores. Así pasaron cuatro meses de estar en cama, con doctores, recuperando mi energía poco a poco, sin trabajar ni hacer ejercicio ni yoga, que son las cosas que más disfruto en la vida. Dos semanas después me dieron el diagnóstico: se trataba de un virus que hasta la fecha no se sabe qué es ni de dónde proviene. Están estudiando mi caso en la Universidad de California. Además, tuve intestino impermeable e intolerancia al gluten de forma extrema. Por el resto de mi vida no puedo volver a comer nada que contenga esta proteína, y no sólo el pan y la pasta. Hay una lista de más de cincuenta productos que lo tienen. Tengo que ser más cuidadosa todavía de lo que como y dónde, por lo cual noventa y cinco por ciento de mis alimentos los cocino yo, porque cuando salgo incluso a lugares *gluten free* me he enfermado con tres días de vómito, diarrea, inflamación y fatiga crónica.

Todo este estrés causó que mi sistema adrenal no funcione adecuadamente, por lo que hasta la fecha tomo muchos suplementos para tener suficiente energía. Y como ochenta por ciento de nuestra serotonina se produce en el sistema digestivo, también he tenido que tomar aminoácidos para no sufrir una depresión fuerte.

Una de mis mayores salvaciones fue volver a comer carne. Fue un proceso duro, después de que habían pasado veintidós años sin que probara la carne roja. La primera vez ocurrió seis meses después de que se presentó el primer síntoma de mi enfermedad. Mi mamá me hizo un caldo de médula. Me tardé casi veinte minutos en probarlo. Mi resistencia psicológica fue muy fuerte. Lo probé y a la segunda cucharada mi cuerpo se sintió mejor y tuve más energía. Empecé a llorar como una niña. Sentía cómo este alimento me estaba sanando.

Desde entonces como carne roja de granja y orgánica dos veces a la semana. Digamos que ochenta por ciento de mi dieta está basada en plantas y veinte por ciento en proteína animal que uso como medicina. Además, el doctor me dijo que en este tiempo no puedo consumir comida *raw* o crudivegana (la cual ha sido mi dieta de los últimos siete años). Este fue un cambio brusco pero ahora, poco a poco, he ido incorporando más de estos alimentos a mi dieta. Ya acepté que ser flexible y no radical es lo mejor, sin contar que definitivamente el gluten es veneno para mi organismo.

A la fecha sigo con altas y bajas. Mi nivel de energía todavía no está al cien por ciento y mi cuerpo recae cada mes, por lo que he tenido que modificar mi estilo de vida: más descanso, menos salidas, más meditación y naturaleza, menos viajes y ajetreo. No ha sido fácil, porque, como ustedes ya saben, soy muy activa, chambeadora, me encanta viajar y probar comida extraña. He tenido que decir que no a muchas experiencias, a la chamba y a la vida social, porque en este momento y con esta experiencia me di cuenta de que sin mi salud física, mental y emocional no soy nada.

Hoy soy humana, me enfrento al dolor físico, al miedo a la muerte, a la impotencia por no poder hacer nada, a dejar de ser productiva y simplemente ser, a dejar morir a mi ego y a saber que no sé nada. Confronto mi enojo por no saber escuchar y me rindo a abrir mi capacidad de ser yo, de ser humana.

Ahora necesito más ayuda, más apoyo; necesito ser a la que cuiden y a la que sanen. No ha sido una lección fácil. He tenido pesadillas, malestar, miedo, molestia, dolor, enojo, tristeza e impotencia. Y mi sentido de compasión por las personas que sufren una enfermedad se ha agudizado.

Expreso mi gran agradecimiento a mi familia y a los amigos que estuvieron y han estado conmigo durante este capítulo de mi vida. También expreso mi total gratitud por mi fortaleza, mi valentía y mi apreciación de mi persona que me ayudan a salir adelante todos los días, y mi propia compasión y paciencia hacia mí misma por aprender que se vale estar enferma y no poder ser tan productiva como antes.

Quise compartir este momento de mi vida con ustedes para que se den cuenta de lo frágiles que somos y de que no importa cuánto sepamos o por qué creencia nos guiemos… Hay veces que tenemos que transgredir nuestras ideas y aceptar lo que es y entender que tenemos que actuar para resolver las cosas, sobre todo cuando se trata de la salud.

No ha sido fácil aceptar este cambio, que hizo que me cuestionara que todo el estilo de vida que había llevado no importaba. Me sentí triste por eso, pero mi doctor, que es una eminencia en la medicina integral, me aseguró que gracias a mi estilo de vida sano logré mantenerme sin anemia y con mis estudios sanguíneos en orden. Agregó que si no me cuidara como lo hago, pude haber muerto en el intento. Esto me hizo sentir bien: saber que el estilo de vida sano y consciente que he elegido no va a evitar que a veces me enferme o que muera, pero me ayuda a que sea yo en mi máximo esplendor todos los días. Me motivó saber que lo que enseño y quiero transmitirles es muy importante y válido para prevenir y sanar problemas de salud menores, para llevar una vida más feliz, armoniosa e íntegra.

Mi perspectiva de lo que comparto en mis libros se hizo evidente en este momento, pues siempre hablo de la integración de todos los aspectos del ser. En este caso fue la combinación de la medicina alternativa con la medicina tradicional. Enfrentar los miedos, sentir las emociones, tener alrededor gente que nos apoye y nos ame, motivarnos a crear cosas en nuestra vida. Ahora estoy en este proceso de rendirme, de sanar, de descansar y de aceptar la mortalidad, la fragilidad de mi cuerpo y los miedos que me hacen humana.

2

El miedo

La naturaleza del ser humano es tener miedo, porque ésta es la emoción que nos ayuda a sobrevivir. Este miedo nos protege y nos ayuda. Pero ¿qué pasa con la serie de miedos que hemos despertado, que han sido creados por nuestras creencias —el miedo al compromiso, al éxito, al abandono, entre muchos otros, que se han vuelto nuestros más grandes paralizadores? El miedo bloquea nuestro crecimiento personal, nuestro sentido de aventura, nuestra posibilidad de alcanzar nuestros deseos. Esta emoción nos detiene, nos causa drama, pues cuando la sentimos creamos una gran cantidad de historias, excusas y justificaciones para admitir que se vale tener miedo. ¿Cuántas veces has dejado de hacer algo por miedo? ¿De decir lo que quieres o lo que piensas? ¿De expresar quién eres? El miedo es nuestro más grande obstáculo. En este capítulo hablaremos de él con detenimiento. Éste es el primer paso para lograr una transformación en tu vida.

El miedo es una alteración del ánimo que produce angustia ante un peligro, ya sea producto de la imaginación o propio de la realidad. Este concepto también se utiliza para nombrar el rechazo o la aversión que siente un individuo a que le pase algo malo a él o a sus seres queridos.

Hay dos tipos de miedo: el real, de supervivencia, y el imaginario.

MIEDO REAL

El miedo real es el que tenemos como método de supervivencia, el que nos pone alerta frente a las amenazas. Este miedo es un mecanismo de defensa que está labrado en el ADN de los seres humanos. El cuerpo se activa ante el peligro y nos permite reaccionar con mayor rapidez y eficacia ante las adversidades. Es nuestro sistema para sobrevivir y es parte del esquema adaptativo del hombre. Se manifiesta fisiológicamente en el cerebro reptiliano y en el sistema límbico. El cerebro reptiliano es el más primitivo que tiene el ser humano. Su manera de funcionar es totalmente instintiva. Esta parte del cerebro no piensa ni siente. Su función es actuar cuando el organismo lo demanda.

Tiene varias funciones ante el peligro:

1. *Supervivencia.* Está diseñado para protegernos de las adversidades externas y para que podamos adaptarnos a los obstáculos. El cerebro escanea, a través de los sentidos, lo que sucede a su alrededor. Si detecta algún peligro, reactiva la amígdala cerebral produciendo sensaciones en el cuerpo y en las emociones para que actuemos. Los síntomas son los siguientes: incrementa el metabolismo celular; el corazón bombea sangre a gran velocidad para llevar hormonas a las células, especialmente la adrenalina; aumenta la presión arterial, la glucosa en la sangre y la actividad cerebral; se detiene el sistema inmunitario y se dilatan las pupilas; la sangre fluye a los músculos mayores,

y el sistema límbico fija su atención en el objeto de amenaza. Otros síntomas son taquicardia, sudoración, temblores, falta de armonía en los riñones. Cuando hay un trauma, éste se fija en la memoria con mayor intensidad.

2. *Atacar o huir.* Tenemos dos formas de responder ante el peligro: una es atacando al objeto que nos amenaza y la otra es huyendo de él.

   Por ejemplo, si uno camina en el bosque y se aparece un oso, el miedo provoca que uno actúe de cierta forma para sobrevivir, ya sea que la persona permanezca impávida y que el oso continúe su camino, que corra muy rápido para alejarse del peligro o que sienta la adrenalina necesaria para pelear. En este contexto el miedo es nuestro amigo, parte de nuestra naturaleza.

3. *Agresión.* Uno de los comportamientos de supervivencia más efectivos es demostrar que uno es más fuerte que los demás.

4. *Furia.* Si asustamos o causamos miedo a los demás, estamos protegiendo nuestras pertenencias y nos estamos preparando para un ataque. En la época de las cavernas, este mecanismo funcionaba para proteger los alimentos, pero en la actualidad se usa para prevenir que las personas nos hieran o nos controlen. Por eso muchas veces el enojo termina en pelea.

5. *Territorialismo.* Nos ayuda a que nuestra tribu no se una con otras. También a defender los espacios donde vivimos. La competencia y la demostración de superioridad son otras formas de expresar este comportamiento. Criticar cómo viven las personas que no comparten los valores de nuestra comunidad también es una forma de proteger nuestra tribu.

6. *Instinto reproductivo.* Este instinto es parte esencial de nuestra supervivencia, pues ayuda a que nuestra especie continúe en el mundo. Por eso cuando olemos a alguien se despierta el instinto de que aquél podría ser la persona ideal para ser el padre o la madre de nuestros hijos. En la pareja, si uno percibe el peligro de alguien que puede alejar a nuestro compañero de nosotros se activa ese mecanismo territorial. Antes los hombres debían poblar la tierra y siempre estaban en búsqueda de preñar a distintas mujeres. Esto creó un ADN que hasta la fecha despierta celos o miedo al abandono, aunque en la actualidad las cosas han cambiado. Ahora muchas personas son monógamas por elección o por creencias religiosas o de la sociedad donde viven, pero la naturaleza instintiva tiene que ver con la reproducción. Ésta se ve mucho en los hombres que continúan en la búsqueda de nuevas mujeres.

El cerebro reptiliano es necesario, pero debemos adaptarlo a la nueva era; de lo contrario, nos hace responder primitivamente con frialdad, territorialidad, control, obsesión por la jerarquía, agresión y falta de empatía. David Icke menciona en sus conferencias que aquélla es la parte que domina nuestro sentido de la realidad y nuestra reacción ante sucesos y frente a los demás. Nos ayuda a sobrevivir, pero cuando estos instintos los empleamos en otros aspectos de nuestra vida pueden ser contraproducentes. Si nuestro cerebro reptiliano está activo todo el tiempo, nos hace sentir miedo, estrés y preocupación. Si enfocamos nuestra energía y seguimos pensando en estos miedos, lo que hacemos es seguir creando más miedo. Seguimos rigiéndonos por nuestros miedos primitivos; en principio, por nuestras creencias relacionadas con la escasez, la reproducción de la especie y nuestra sobrevivencia. Los gobiernos y las sociedades saben que esto sucede y por eso han impuesto miedos en nosotros que atentan contra nuestra supervivencia, como el calentamiento global, el terrorismo, la imagen, el estatus, la economía. Todos estos miedos siguen activando el cerebro reptiliano y la amígdala, bloqueando el cerebro que piensa (neocórtex). Así es muy fácil influir y controlar a la gente. Agitan tanto tu miedo que no puedes pensar; entonces crees todo lo que te dicen.

El siguiente es un ejemplo de un miedo real que viví hace unos meses. Iba manejando por una carretera. Durante un segundo me distraje para cambiar la estación del radio. En el momento en que subí la mirada, había una mujer a unos centímetros de mi coche que decidió cruzar la calle a media carretera. Logré girar el volante a la derecha para evadirla e hice otra maniobra para no chocar contra un árbol. Seguí mi camino y comencé a respirar profundamente. Paré en la gasolinera que estaba a unos cuantos metros y me bajé del auto. Mi cuerpo estaba totalmente congelado. No podía moverme mucho. Mi corazón se contraía; mi temperatura era fría. Empecé a respirar, a moverme, sacudiéndome, a hacer sonidos, dejando ir ese gran susto. Mi cuerpo recobró la movilidad. Me relajé poco a poco y unos minutos después las lágrimas salieron de mis ojos. Lloré. Aún sentía que el miedo me seguía sacudiendo. A los diez minutos ya estaba bien y me sorprendió que observar esta situación me hizo poder describir y, sobre todo, liberar ese *shock*. Éste fue un acto de sobrevivencia. Algo real de lo que pude salir con más rapidez gracias a todas las herramientas de vida que ya poseo. La mayoría de las personas se quedan en *shock* durante horas o días, y lo convierten en un trauma que les provoca miedo cada vez que manejan. Imagínense este ejemplo con una situación de su vida. ¿Siguen con ese miedo o ya lo dejaron ir? Si alguna vez los mordió un perro, pueden tenerle miedo a todos los perros que ven. O vivieron una turbulencia fuerte en un avión y por eso ahora ya no vuelan. El miedo real al momento es instintivo y nos salva gracias a nuestros reflejos. Lo que podemos hacer es trabajar la situación después de que sucede para dejar ir el miedo que quedó en nuestra mente y prevenir traumas y fobias. Esto no significa que no van a sentir los temores en el momento, ni las emociones después del evento; simplemente ocurrirá que ya no las van a cargar a todas sus experiencias relacionadas con ese tema.

MIEDO IMAGINARIO

El miedo imaginario es el más desagradable, porque es producto de nuestra mente y no es instintivo. Es un temor que creamos con nuestros pensamientos, pero que no es real. De aquí pueden surgir neurosis y desórdenes psicológicos. Y no sólo los que son diagnosticados clínicamente, sino los que pueden surgir por un postrauma que no fue sanado ni tratado en su momento o por el nivel que posee una persona de vivir en una fantasía o en un mundo irreal creado por su mente.

Cuando sentimos miedos y creamos historias en nuestra mente, nuestro cuerpo no sabe distinguir lo que es imaginario de la realidad y actúa como si aquel evento fuera real, experimentando los síntomas típicos de ese hecho real.

Estos miedos los podemos superar o dejar ir. El miedo nos controla porque la parte del cerebro reptiliano, al ser la más primitiva, está en constante lucha por sobrevivir; ése es su trabajo. Si nosotros entendemos esta parte de nuestra naturaleza podemos observarlos, redireccionar nuestros pensamientos y usar la meditación y algunas técnicas de relajación para regresar a nuestro centro. Aprender a usar las otras partes del cerebro es igual de importante. Si usamos nuestra mente con conciencia, esto es, con nuestro neocórtex y con nuestro sistema emocional constituido por la amígdala, podemos crear una integración y vivir sin más miedo y en paz.

Hace poco tiempo sucedió algo interesante que me hizo entender los niveles a los que puede llegar a un miedo imaginario y cómo una experiencia del pasado puede seguir en nuestra memoria. Si abres esa memoria y traes al momento presente algo que ya viviste, esto se puede sentir tan real como cuando sucedió. Por eso es importante aprender a redireccionar los pensamientos, de lo cual a continuación ofreceré algunas técnicas.

La seguridad es algo que siempre queremos sentir, un elemento básico para nuestra supervivencia. Muchas cosas o personas nos hacen sentir seguras. Justamente en días pasados yo no me sentía segura. Me faltaba algo para crear seguridad en mi vida.

Me encontraba en la Ciudad de Mexico, que en sí es un lugar donde normalmente tenemos que estar en estado de alerta y donde nuestra necesidad de protegernos es más fuerte que en otros lugares por la falta de seguridad general. Ese día, digamos, amanecí con el pie izquierdo. Nos bloquearon la calle del lugar donde me quedaba y a pesar de que logré salir en sentido contrario choqué mi coche ligeramente contra un árbol. A media cuadra, el auto comenzó a hacer un ruido raro y mejor me regresé, para evitar que me dejara tirada a medio camino. Tenía una cita a mediodía, a la cual no llegué: entre lo del coche, el choque, los bloqueos, mi Uber que no jalaba, yo que no tenía teléfono ni efectivo, pues no logré salir de mi casa.

A las dos de la tarde pasó un chofer que no conocía, enviado por los organizadores de la conferencia que iba a dar, y pues, hasta cierto punto, confié. ¿O no? Me quedé tan dormida de ida que no logré identificar al chofer. Al salir de mi conferencia sólo pensé que no me gustaba ir sola a esos compromisos: mi asistente no había podido acompañarme y me sentía un poco sola. Me gusta la compañía.

Al terminar la conferencia el chofer me esperaba en la entrada y preguntó la dirección a la que debía llevarme. Sólo le comenté que tomara la carretera rumbo a tal colonia y que ahí le indicaría específicamente mi destino.

No tardó ni un minuto en tomar el teléfono y decir: "Te veo en el km 14". Yo no sabía en realidad en qué kilómetro era el compromiso al que iba, pero aquello se me hizo muy raro.

Millones de pensamientos cruzaron por mi mente: "Qué tal si me asalta; seguramente está tramando algo; qué rara llamada". Mi cuerpo se contracturó: mis hombros se volvieron rocas y me empezó a doler mi espalda baja. A pesar de que ya estaba en estado de alerta por el miedo que estaba provocando mi mente, me mantuve tranquila y respiré profundamente. Diez minutos antes de llegar a donde iba, me acordé que hay otra ruta y decidí cambiarla en ese momento. El chofer tomó ese camino y curiosamente volvió a levantar el teléfono. Sólo le pedí que no hablara mientras manejaba. Colgó. Mi neurosis estaba a mil. Ya me imaginaba muerta, torturada, desaparecida. Llegué a mi compromiso y el chofer se fue. Y no pasó nada.

El punto aquí es que es bueno seguir nuestra intuición y más cuando uno tiene pistas de algo que puede ser raro. Ahora, de eso a que mis sospechas hayan podido ser verdad, lo dudo. Tal vez quería recoger a alguien, o tenía que dejar algo a una novia. No tengo idea. Lo importante es lo que experimenté, si fue real o sólo mi neurosis en verdad no importa. Tuve una intuición, vi las señales, cambié de ruta, tomé precauciones y llegué a un lugar donde me sentía segura.

Lo interesante de esta experiencia fue precisamente cómo le dio sentido a mi día. Ahora puedo decir: "¡Ah, miren, no salí en todo el día porque me iban a asaltar o a secuestrar o a matar. Por algo pasan las cosas!", cuando en realidad darle sentido a esta historia sólo aumenta mi neurosis.

Fue un momento muy fuerte. Lloré, sentí terror de nuevo, me sentí vulnerable, con miedo a ser notada, a brillar, a salir en la tele, a que la gente me viera. Toda mi inseguridad salió a flote, la personal y la física, por vivir en un país que tiene estos problemas. Pero lo más cañón de todo fue mi capacidad de observar mis pensamientos, de entender que fue algo que experimenté y cómo esta neurosis, además, me hizo recordar el intento de secuestro que viví hace veinte años. Logró sacar a la luz un estrés postraumático que nunca sané cuando me amarraron y me pusieron pistolas en la cabeza en la oficina de mi papá. Hacía años que no tenía activa esa memoria.

Haberme mantenido en mi centro en esos momentos, observar mi mente activando mi zona crítica y relajar mi cuerpo, me dio la claridad para seguir mi intuición y actuar con calma. Y no importa si iba a pasarme algo grave o no. Viví una experiencia de miedo e inseguridad para mi cuerpo, mi mente y mis emociones, y con estas herramientas de vida que he aprendido logré manejar la situación de la mejor manera posible.

Ahora vamos a lo más profundo de nuestro ser y veamos cuáles son nuestros miedos. No importa ahora si son reales o imaginarios. Son los miedos que todos tenemos como seres humanos, muchos de los cuales podemos disolver y otros muchos aceptar como una realidad. La cuestión es verlos por lo que son y no atados a un significado o a una historia creada por nuestra mente.

Muerte

La muerte sólo llega una vez, pero se hace sentir en todos los momentos de nuestra vida y constituye uno de nuestros miedos más grandes. El miedo a ser aniquilados y a dejar de existir proviene de nuestro sentido de supervivencia. Por eso nuestro miedo a las enfermedades, a los accidentes, a los desastres naturales o todo aquello que atenta contra nuestra vida.

Este miedo es real pero podemos disolverlo entendiendo que la vida tiene un ciclo que incluye la muerte. Y saber que las personas que amamos no nos van a olvidar.

La muerte puede llegar en cualquier momento, y no importa qué tanto nos preocupemos por ella: no podremos evadirla. Hay que ver a la muerte como una transición; hay que dejar de preocuparse y de tomar medidas exageradas para que no ocurra. No vamos a prevenirla no importa lo que hagamos.

Pérdida de autonomía

Éste es un miedo a estar inmovilizados, paralizados, restringidos, encarcelados, temor a los accidentes por situaciones fuera de nuestro control. De aquí se deriva la claustrofobia, las reacciones psicológicas relacionadas con comportamientos sociales, el miedo al compromiso que básicamente es el temor a perder la propia autonomía. Envejecer también es parte de este miedo. Saber que en un futuro no podremos funcionar de la misma forma y que necesitaremos ayuda.

Tenemos que aceptar que muchas circunstancias no están bajo nuestro control, que es importante estar alertas y cuidarnos; pero preocuparnos de situaciones que no sabemos que van a pasar, de nada nos sirve más que para alimentar un miedo a algo que no existe.

Soledad

Este miedo se relaciona con el abandono o el rechazo. La pérdida de conexión con el mundo nos genera angustia ante la posibilidad de convertirnos en una persona no querida ni valorada.

Una de las grandes creencias que tenemos consiste en compartir la vida con nuestra media naranja. Tenemos la idea de que para estar completos necesitamos una pareja. La mayoría de la gente soltera tiene ese deseo, ya que nos han enseñado que es el siguiente paso en nuestra vida. Lo maravilloso de esto es que podemos crear intimidad y conexión sexual, sólo que de otra forma. Si creamos un círculo íntimo en el que podamos compartir estas experiencias con diferentes personas, nuestra vida como solteros va a estar bien nutrida. Así que hay que dejar de sentirse culpables o avergonzados de estar solos. Cambia tu conversación interna y ya no pienses que tienes problemas con el compromiso o que algo está mal contigo.

Casarse, tener pareja y estar soltero sólo son decisiones.

No hay nada de malo en elegir estar solo como estilo de vida. Sé libre, sé tú mismo y ama de la forma que tú quieras.

Pérdida de la libertad

Este miedo se ha manifestado en la falta de compromiso hacia algo o hacia alguien, porque pensamos que eso nos va a quitar nuestra libertad. Perder la libertad por estar en la cárcel o por un secuestro son miedos reales. Por otro lado, si para ti ser libre significa no tener conexión, intimidad ni prioridades, es posible que te sientas atado a una persona o a un trabajo y que creas que esa situación es para siempre, y que no podrás decir que no ni cambiar la forma como piensas o sientes al respecto. La libertad también está basada en el cambio, en los riesgos y en saber qué quieres y qué acción tomarás para conseguirlo. En principio es importante que tengas claridad sobre lo que significa la libertad para ti: mental, física y emocionalmente.

Todos queremos ser libres. Lo más importante es dejar ir las ataduras y las creencias que nos hacen esclavos. Si quieres ser libre comienza por creer en cosas que te hagan sentir bien, que no que te hagan sentir culpable ni avergonzado y con miedo. La verdadera libertad comienza en tu mente. Ten presente que los humanos somos seres cambiantes y que también es válido cambiar de opinión. Si te comprometes con algo que no te hace sentir bien, hay algo mal en tu vida. Elige comprometerte con situaciones y con personas que te den bienestar, y que los obstáculos o las dificultades que haya en ellas sean manejables y puedas transformarlos.

Rechazo

Este miedo es más natural porque está en nuestro ADN. La supervivencia de los primeros hombres dependía de su comportamiento y si eran expulsados de su comunidad quedaban a merced de los depredadores. Pero esto ha cambiado y se ha convertido en un miedo irreal.

Los seres humanos queremos la aceptación y la validación de los demás, y muchas veces no hacemos lo que verdaderamente queremos por miedo a equivocarnos. De este miedo se deriva el temor al abandono.

El miedo a sentirnos humillados, a pasar vergüenza o a hacer el ridículo ante situaciones de profunda desaprobación es parte de sentirnos rechazados y no aceptados. Si constantemente estamos preocupados por lo que dicen los demás, si tenemos una conversación interna de crítica y autosabotaje, vamos a crear situaciones en las que provoquemos que sintamos esto. Si sabes que puedes ser auténtico, que el amor está presente y dejas de preocuparte por lo que ocurre fuera de ti, vas a atraer más amor y más validación en tu vida.

Miseria

El dinero está relacionado con el cerebro reptiliano, ya que nuestras necesidades básicas y reales son comer y tener dónde dormir. Al no tener dinero o al temer que se nos pueda escapar de las manos, esta parte de nuestra cabeza se activa, causando miedo y estrés. El problema es que las personas creen que necesitan más cosas para sobrevivir de lo que en realidad requieren. Las actitudes de escasez nos llevan a la avaricia, a acumular y a querer más. Creemos que si acumulamos nunca nos va a faltar nada. Este miedo es uno de los más fuertes en nuestra sociedad, pues todo el tiempo pensamos en el dinero y en ahorrar pero a la vez gastamos en cosas que no necesitamos, nos endeudamos provocando que el cerebro reptiliano se active, y así el estrés y la preocupación son interminables. No sólo la miseria está relacionada con el dinero, sino que constituye el miedo a no tener amor, sexo, comida, trabajo. La cuestión es crear una vida en la que nada nos falte y tener lo esencial para vivir. El dinero es positivo, pues constituye un intercambio de energía. Muchas veces debemos tomar riesgos para crear la abundancia que queremos y el miedo a perder todo nos deja estancados en el mismo lugar.

Como decía Carlos Castaneda, a pesar de que la mayoría de nosotros no hemos pasado nunca hambre, todos sufrimos ansiedad por la eventual falta de comida; a pesar de que probablemente nunca nos ha faltado lo básico, todos tenemos la sensación de que podemos quedarnos sin nada. Y eso en el día a día hace que una de las cosas que tendamos a proyectar en nuestra realidad sea la "falta" de algo, pues en un nivel extremadamente profundo estamos generando un miedo a "no tener" lo que sea.

Fracaso

El miedo al fracaso nos paraliza y no nos permite tener claridad de mente y tomar acción para lo que queremos. Más que nuestro propio miedo, es el miedo a lo que los demás van a pensar de nosotros. El miedo al fracaso no está relacionado directamente con la situación que enfrentamos, sino con la importancia o la dificultad de lo que perseguimos. Se determina por lo que pensamos de la situación, de nosotros mismos y de cómo nuestra acción puede afectar los resultados. Creemos que tanto el fracaso como el éxito dictan quiénes somos: si soy exitoso soy valioso; si fracaso no valgo nada y la gente me va a rechazar.

Podemos disolver ese miedo tomando acción hacia algo nuevo o solucionando la situación. Al entender que hacemos cosas en la vida que nos salen bien y otras que nos salen mal se suprime esa presión de fracasar o de tener éxito. Las dos cosas son parte de las experiencias de vida. Acepta que es parte de la vida y sigue tomando riesgos intentando realizar tus sueños.

Éxito

El éxito tiene una definición personal para cada uno de nosotros. Para mí, éxito es sentirme bien con el trabajo que hago; para otros, es construir la casa de sus sueños. Lo que tenemos en común es que el éxito se siente bien y para alcanzarlo nos sigue bloqueando nuestra conversación interna, la falta de autoestima y lo que dicen los demás. Lo importante es saber que todos los que somos exitosos lo somos porque sabemos lo que significa el éxito para nosotros y actuamos para alcanzarlo.

El miedo al éxito es creado por nuestras diferentes creencias; por ejemplo:

◊ Si tengo éxito, no voy a tener pareja.
◊ Voy a afectar a mi familia. Si tengo éxito no voy a tener tiempo para ella.
◊ No me van a querer, porque tengo más dinero o más felicidad que los demás.
◊ Logré cosas fascinantes y eso va a hacer sentir mal a los otros.
◊ Tengo éxito y necesito ganar para pisotear a los demás.
◊ No quiero ser rechazado por ser exitoso.

Estas creencias nos paralizan y nos orillan a vivir en el anonimato. ¿Crees que ser invisible es más fácil que lidiar con la responsabilidad del éxito? El éxito es incierto porque vamos cambiando su significado; por eso muchas personas creen que nunca lo han alcanzado. El éxito consiste en lograr tu objetivo y éste cambia en todo momento. La belleza de las personas con éxito es que no se esconden porque están seguras de lo que quieren. Enfocan su energía en su pasión y no tienen tiempo para estar pendientes del qué dirán.

Vulnerabilidad

Compartir tu debilidad implica que seas vulnerable. Ser vulnerable consiste en compartir tu fortaleza.

El miedo a perder el poder o a mostrarse vulnerable se ha asociado a personas débiles, lo cual las lleva a mostrarse rígidas ante cualquier situación que valoran como arriesgada. La vulnerabilidad implica compartir quién eres, tus miedos, tus sentimientos y tus ideas.

Muchas veces no lo hacemos por miedo a ser rechazados o no validados; por miedo a que una persona, al saber cosas de nuestra intimidad pueda tomarlas como un arma para lastimarnos. Pero ya sabemos que todos tenemos los mismos miedos. Vivimos una realidad tanto mental como emocional bastante común. Si tienes en cuenta que las personas enfrentan cosas similares a ti, es más fácil abrirte. Nadie te va a lastimar con sus palabras. Y si verdaderamente te quiere no te va a abandonar por ser quien eres. Abre tu corazón y recuerda que la vulnerabilidad te hace fuerte. Ser vulnerable es aceptar la totalidad de tu ser, donde se encuentra el verdadero poder personal.

Miedo a los cambios

La incertidumbre y lo desconocido pueden causar mucho miedo, lo mismo que no saber qué va a pasar o vulnerar tu zona de confort. Cuántos de nosotros no nos hemos quedado en esa zona porque ya sabemos qué va a pasar, cómo manejar las situaciones, qué pensar y cómo va a reaccionar la gente. Los seres humanos gustan de los patrones, de los hábitos, y transgredirlos constituye un riesgo. Este miedo también se siente porque estamos luchando por nuestra supervivencia, que es representada por nuestra reputación y por nuestras creencias. Por eso luchamos para tener la razón, para poseer la verdad. Si alguien nos da un punto de vista distinto o nos presenta información que puede atentar contra nuestras creencias, el cerebro reptiliano se activa y reacciona con agresión y enojo. También puedes evadir la conversación y huir de ella porque lo que piensas está en peligro. Abrir la mente a nuevos puntos de vista es la puerta al cambio.

Hace unos meses viví esta experiencia. Después de varios años de querer estudiar masaje, finalmente decidí tomar un curso de una semana. Muchas creencias salieron a flote: mi miedo a fracasar, mi síndrome de perfección, mi miedo al ridículo y mi tristeza por no poder complacer a la gente. Lo anterior salió a la luz el cuarto día del curso, cuando las técnicas ya fueron más complejas y me tocó dar masaje a dos terapeutas corporales profesionales. Decidí meditar para observar lo que estaba pasando, escuché todos esos pensamientos y todas esas creencias en mi mente, sentí cómo mi cuerpo tenía una ligera contractura y me sudaban las palmas de las manos. Respiré, bailé un poco y dejé ir.

Fue hermoso descubrir lo que mi mente me estaba diciendo. Sabía que eran creencias que ahora ya no tenían sentido en mi vida, por lo cual no permití que adquirieran un significado ni se convirtieran en historias. Me di cuenta de que eran mis miedos imaginarios, que no eran reales. Después de la meditación siguieron surgiendo esas vocecitas en mi mente y decidí darles otro significado y otra historia; decidí, entonces, sentir la emoción por aprender algo nuevo, ese sentimiento que experimenté cuando era niña y descubrí algo que me gustaba y amaba hacer.

Entonces me di cuenta de que aprender algo nuevo es fascinante y que con la práctica llegaría a hacer el masaje con maestría. Muchas personas dejan de aprender cosas nuevas porque sin duda las creencias y los miedos salen a flote. Eso es inevitable, pero cómo los manejamos y qué tipo de pensamientos decidimos tener, ésa es nuestra decisión.

Decidí darles la vuelta y traer pensamientos y creencias de cosas que me hacen sentir bien, que me motivan y me inspiran para seguir adelante.

Pasos para liberar el miedo

Miedo real

1. *Reacción.* Éste es el proceso que sucede por instinto. Lo vas a sentir, pero no puedes hacer nada en ese momento para evitarlo.
2. *Respiración.* Cuando termina la reacción va a irrumpir nuestra mente racional. Entonces podemos respirar profundamente, llevar la reacción hacia el cuerpo y observar lo que está sucediendo.
3. *Relajación.* Cuando llegues a tu casa practica alguna meditación o haz algo para que tu cuerpo se sienta bien. Por ejemplo, un baño de tina con sales, comer un chocolate sin azúcar o ver una película de risa.
4. *Observar la mente.* ¿Persisten los pensamientos relacionados con ese incidente? ¿Qué historia estás creando?
5. *Buscar ayuda de un experto.* Esa persona te ayudará a integrar ese evento. Habla, deshazte de todos esos pensamientos.

6. *Sustituir el pensamiento negativo.* Cuando vuelvas a manejar, a correr, a convivir con perros, o enfrentarte a cualquier cosa relacionada con el evento, sustituye tu pensamiento de miedo con otro pensamiento que te haga sentir bien.

Miedo imaginario

1. *Siente el miedo.* A la hora que aparezca, percibe el miedo y todas las sensaciones que despierta en tu cuerpo. Nota si hay cambio de temperatura, taquicardia o cualquier otro síntoma.
2. *Observa tu mente.* Si tienes algún síntoma seguramente es un miedo raíz que tiene un contexto de supervivencia, ya sea temor a la escasez, a la inseguridad, etcétera. Pregúntate qué miedo es. Si no tienes síntomas, pregunta cuál es su causa: si es por abandono o por rechazo, etcétera.
3. *Libera.* Ya que sepas qué tipo de miedo es, baila, brinca, sal a hacer ejercicio o yoga, cualquier movimiento que te permita mover esa energía y liberarla.
4. *Experimenta el placer.* Piensa en algo que te cause placer o que te haga sentir muy bien. Cierra los ojos y visualízalo.
5. *Ocúpate.* Continúa con tus actividades. Si todavía sientes ese miedo en tu cuerpo tal vez necesitas mover más tu energía. Si ya sólo está en tu mente, de nuevo piensa en algo que te haga sentir bien.

Si identificas qué tipo de miedo hay en tu mente y realizas estos ejercicios para liberarlos, tendrás menos bloqueos para crear la vida que mereces y que quieres.

El siguiente paso es tomar acción.

3

Acción

Tu actitud determinará tus posibilidades.

La clave para crear las experiencias de vida que queremos tener está en la acción. Para actuar necesitamos prepararnos, conocernos y entendernos con el fin de ser conscientes. Crear conciencia no es más que la acción para descubrir el conocimiento de nuestra mente consciente y entender y sacar a la luz partes de nuestro inconsciente.

Muchas veces creemos que ya sabemos todo y tomamos muchas decisiones tanto de salud como de amor y de vida basadas sólo en suposiciones, en diversas filosofías, en lo que nos dicen, en la información del pasado y de acuerdo con nuestra experiencia previa y no con base en datos reales y actuales. Estar informados acerca de cómo funciona nuestro cuerpo, nuestra mente, nuestro sistema energético y nuestras emociones es esencial para saber lo que necesitamos. Observar las situaciones que suceden en el presente de una forma objetiva nos va a dar claridad acerca de lo que está pasando, y estar abiertos a lo nuevo nos ayudará a ver las múltiples posibilidades que hay para poder tomar acciones basadas en la realidad y de ese modo obtener cambios durables en nuestra vida.

Como lo afirmo en mi libro *El arte de la vida sana,* para que realmente haya una mejoría en nuestra salud y cambios positivos en las diferentes áreas de nuestra vida, tenemos que hacer algo al respecto, no sólo leerlo o entenderlo. Lo que nos pasa en la vida es consecuencia de nuestras acciones y de nuestros pensamientos. Si no tenemos la preparación adecuada, intención, claridad, motivación, determinación, disciplina y constancia, es difícil hacer que las cosas sucedan.

Una de las frases que más está de moda en la actualidad es ésta: "Se lo voy a pedir al universo", pero ¿qué significa? El universo está lleno de estrellas, hoyos negros y galaxias. El universo no es Dios, ni es una persona que te garantice que te va a ayudar. Esa es una frase totalmente creada por el hombre, pues él es la única persona que puede hacer que las cosas sucedan, lo que él desea, lo que él quiere. El hombre elige las experiencias de vida y actúa de acuerdo con ello. Como todo en la vida tiene una polaridad, no todo lo que nos pasa está bajo nuestro control. Nos suceden situaciones que no nos gustan, pero que son inevitables porque somos seres humanos: la muerte, los accidentes, los robos, las enfermedades, la falta de dinero. Todo lo anterior es parte de vivir la experiencia humana y tenemos que entender que no podemos escapar de ello. Lo que sí podemos hacer es aprender a manejar estas situaciones de una manera positiva y aprender de ellas.

Una de las corrientes filosóficas de vida es la espiritual o de la nueva era. Me encanta porque nos motiva a tener la preparación para ejercer nuestra voluntad, para ser más positivos y más optimistas, para cuidarnos más a nosotros mismos y para entender lo que no vemos o no conocemos, es decir, para crear más la conciencia que nos permite llegar a ese momento de iluminación.

Lo que no me gusta de esas corrientes es que han conservado la idea de que la vida es mágica, de que a través de decretos, pidiéndoselo al universo, haciendo rituales, uno va lograr que las cosas sucedan, pues en realidad aquéllas son sólo prácticas de preparación interna para lograr nuestros objetivos, ya que nos dan motivación y esperanza, y enfocan nuestra energía despertando cualidades positivas en nuestro ser. La cuestión es que si realmente queremos lograr nuestros objetivos —tener mejor salud, amor, paz o trabajo—, debemos actuar. No sólo lo vamos a lograr decretando y pensando que el universo o Dios nos lo va a enviar del cielo.

Pensar así nos quita responsabilidad y poder personal. Es muy fácil decir que lo pedimos y culpar a Dios si no lo obtuvimos, pero ¿dónde quedamos nosotros? Muchas veces escucho: "Si no ha pasado es porque aún no es tiempo; ya llegará el tiempo perfecto, cuando el universo se alinee". O: "Me pasó porque tengo que pagar un karma".

¿Qué fuerza determina que seas tan importante para que alguien te tenga en la mira esperando el tiempo ideal para que sanes, para que ganes dinero o para que seas más creativo? ¿Qué tan seguro estás de que algo hiciste en tu vida pasada para que pagues las consecuencias ahora? Las cosas pasan cuando trabajas o actúas; no ocurren porque tú no tienes el control de las miles de mentes, personas y situaciones que hay en la vida.

Lo que podemos crear es bienestar interior durable para poder eludir los obstáculos y volvernos más fuertes y flexibles para adaptarnos a la situación actual.

Tú eres el responsable de tu vida, así que respira y simplemente abre tu mente a la idea y agradece que en ti está el poder de crear la vida que deseas. Eso significa que estás en tu poder. Tú creas o tú destruyes. Nadie más.

Preparación

Las técnicas de autoayuda, las filosofías espirituales y los cursos de superación personal son importantes para ir desarrollando todas las cualidades que abordaremos en este capítulo. Por eso la vida espiritual y el trabajo interno son tan importantes. Nos ayudan a crear conciencia, a vivir en el presente, a observar lo que sucede en nuestro ser y, sobre todo, a crear la fortaleza interna necesaria para vivir en un mundo con tantos obstáculos. Nos ayudan a estar más abiertos y receptivos y a aprender a distinguir diferentes ángulos y posibilidades de hacer las cosas.

Receptividad

La mente es como un paracaídas: no sirve si no la abres.

Utilizo mucho el término *estar abierto*, pues implica la capacidad de recibir. Si mi mente está receptiva puedo leer un libro o escuchar a alguien sin juzgarlo y tomar lo que necesita mi ser. Si abro mi corazón estoy receptiva para que el amor llegue aunque no sea de la forma que tengo en mi mente. Si quiero sanar puedo recibir las instrucciones o los tips de mis *coachs*. Estar abierto implica permitir que la información que me pueda ayudar acceda a mí sin necesidad de que yo me defienda. Me ayuda a ver las situaciones de vida como una oportunidad para aprender. La receptividad nos lleva a ver las múltiples posibilidades que hay para actuar y para vivir. La elección está basada en lo que quieres y en lo que se sienta bien para ti.

Claridad

Más importante que la búsqueda de la certeza es la búsqueda de la claridad.

Claridad es la cualidad de ser claro, limpio, bañado por la luz, de lo que se distingue bien o de lo que es evidente. La lucidez mental permite comprender y percibir ideas y sensaciones.

Si nuestra mente está llena de pensamientos y creencias que no nos hacen sentir bien o que están basadas en la vergüenza, la culpa o el miedo, proyecta telarañas que nos confunden. Tenemos las dos vocecitas, el diablito y el angelito, que se están peleando constantemente. El significado que le damos a los pensamientos le da más poder a la confusión. Si ves las cosas por lo que son y por sus posibilidades reales de qué se puede hacer al respecto sin que interfiera tu moralidad, entonces encontrarás la claridad. Un simple sí o un no.

La mejor manera de descubrir la claridad es observando qué sentimientos se presentan cuando estás confundido, discerniendo cómo se siente tu cuerpo, descubriendo si estás juzgando o tomando decisiones con base en lo que dicen los demás… La claridad viene de ti. Nadie sabe mejor que tú lo que necesitas.

Propósito

El significado de la vida consiste en encontrar nuestros regalos. Nuestro propósito es darlos.

La intención es muy importante para crear nuevos pensamientos y actuar. Muchas personas se angustian al pensar cuál es su propósito en la vida. No hay tal. Tu intención es la iniciadora del significado de por qué haces las cosas. Tu verdadero propósito es conocer quién eres y compartir con el mundo tu ser, esto es, tus regalos. Hacer lo que te hace sentir bien, lo que amas, lo que te divierte, identificar dónde puedes ser creativo. Elige vivir tu vida con intención, hacer las cosas que se sientan bien y crear un nuevo significado para las situaciones que no hayas elegido. Vive tu día a día con propósito. No tiene que ser algo extraordinario. Las cosas sencillas nos hacen más felices.

Motivación

Si algo es importante para ti vas a encontrar la forma de conseguirlo. Si no, vas a hallar una excusa para perseguirlo.

La motivación es la causa que impulsa una acción, la estimulación para animar e interesar. Cuando ya tenemos claridad acerca de lo que queremos y de lo que amamos hacer, tendremos el ánimo necesario para actuar. Si no te sientes motivado, piensa en los logros que has obtenido en tu vida, encuentra los atributos que quieres compartir, descubre qué fortalezas posees. Pregunta a tus amigos qué ven como fortalezas en ti y tú mismo identifica qué te da placer. El entusiasmo, la pasión y el gozo son emociones que sientes cuando estás motivado.

Compromiso

El compromiso transforma una promesa en realidad.

Implica una obligación que se ha contraído o una palabra dada. Es importante tener claridad, intención y motivación para crear un compromiso. Saber que es algo que realmente queremos y que sabemos que es la mejor elección. No podemos estar comprometidos con algo si desconocemos los aspectos de ese compromiso y si no tenemos la información suficiente de lo que conlleva. Comprometerte te otorga poder personal, responsabilidad hacia tu persona y respeto hacia los demás. Muchas personas tenemos miedo al compromiso porque tal vez las acciones que debemos emprender presentan dificultades o nos empujan a hacer cambios para los cuales no nos sentimos preparados. En este caso, sé receptivo y ten en cuenta que eres muy poderoso y que podrás sobrepasar esas dificultades en aras de un beneficio que vale la pena. Muchas veces compartir ese compromiso con tus amigos y con tu familia te brindará más apoyo para que lo lleves a cabo. Los compromisos no son para toda la vida. Comienza día a día y ten en cuenta que también se puede cambiar de opinión, aunque este cambio debe ser con base en el amor y para tu bienestar.

Elección

El deseo te lleva a la elección, que te lleva al compromiso; el tener te lleva a la decisión, que te lleva al sacrificio.

La decisión es la determinación ante las opciones que se presentan o el valor o la firmeza en la manera de actuar. Hacer una elección implica un proceso mental de juzgar los méritos de múltiples opciones y seleccionar una o más de ellas. Tienes el poder de elegir entre muchas posibilidades. El deseo te lleva a que actúes y a comprometerte de una forma más fácil y placentera. Al elegir algo que tal vez sea difícil de alcanzar o de hacer, como cambiar un hábito, es importante pensar en los beneficios que te va a proporcionar y no enfocar tu energía en lo que vas a dejar. Todo está en tu enfoque: si lo ves como un sacrificio que implica ofrecer algo a cambio, vas a creer que tienes que dar para recibir o renunciar a algo que te gusta porque así son las cosas. Te invito a que mejor pienses que no hay sacrificio, y que estás haciendo algo porque lo necesitas y lo quieres.

Determinación

Amanece con determinación y duerme con satisfacción.

La determinación consta de osadía, valor y atrevimiento. Tomar riesgos en la vida forma parte del proceso de la transformación. Muchas veces por las dificultades que se presentan, o porque no sabemos bien qué hacer, nos dan ganas de tirar la toalla. Podemos sentirnos un poco cansados de luchar. Pero ésta no es precisamente una lucha, sino el proceso de la determinación para lograr nuestros objetivos, para experimentar la vida como la hemos elegido. Muchos cambios no son fáciles, y toman su tiempo. La paciencia y la determinación nos empujan a seguir. Son el acelerador del automóvil.

Cuando estés cansado y te quieras rendir, piensa si vale la pena dejar todo lo que ya has logrado. Cada paso que tomes cuenta. Celebra los pequeños logros; eso te dará una enorme satisfacción que alimentará tus ganas de seguir adelante.

Perseverancia

No es la inteligencia ni la fuerza, sino el esfuerzo continuo, lo que nos obliga a despertar nuestro verdadero potencial.

La perseverancia es la firmeza o la constancia en nuestras resoluciones, en nuestros propósitos y en nuestras acciones. La perseverancia implica dedicación y persistencia, tanto en las ideas como en las actitudes, en la realización de algo y en las resoluciones del ánimo. Se dice que el que persevera alcanza. Continuar la acción de algo que ya has elegido te va a proveer cambios perdurables. Si quieres bajar de peso y sólo comes sanamente durante unos días, no vas a ver el resultado. Si continúas con pequeños pasos diarios, incorporando alimentos sanos a tu dieta, es más fácil continuar con el proceso. La perseverancia se logra con pequeños cambios. Con esta cualidad logramos ser buenos en lo que nos propongamos. Si estás feliz en una relación y hay un momento de dificultad, la perseverancia te va a llevar a la resolución. Así que practica, dedícate a ti mismo y hazlo con gusto.

Responsabilidad

Soy responsable de lo que digo, pero no de lo que tú entiendes.

La responsabilidad es el cumplimiento de las obligaciones o el cuidado al hacer o al decidir algo. La obligación de responder por nuestros actos. Ser responsable significa que admites que tú creas y que con tus acciones tienes influencia en las situaciones que ocurren; tú respondes por tu comportamiento y aceptas totalmente cualquier consecuencia de tus actos. Mucha gente confunde entre hacerse responsable y ser culpable. La culpa está asociada a sentimientos negativos. Cuando culpamos a alguien negamos nuestra responsabilidad y evadimos nuestras acciones, señalando con el dedo a los demás. Si actúas con malas intenciones y lastimas, es tu responsabilidad, y entonces es necesario aceptarla y disculparte; pero eso no es culpa. Es importante mencionar que la responsabilidad es solamente tuya. Tú no eres responsable de lo que piensan o hacen los demás. Podrás exponer tu verdad con compasión, pero si alguien se siente lastimado o se agita por algo que dijiste, esa no es tu responsabilidad.

Somos individuos autónomos, así que asume tus propias responsabilidades, no las de los demás.

Acción

La distancia entre tus sueños y tu realidad es la acción.

La acción es el proceso de hacer o actuar. Muchas veces no actuamos por miedo. Si dejas ir el apego que le tienes a las consecuencias de tus acciones, es más fácil actuar. Podrás tener ideas brillantes, podrás querer cambiar tus hábitos o aprender algo nuevo, pero si no actúas todo se queda en tu mente, en el mundo de las ideas. Podrás decretar, rezar, meditar, hacer rituales, pero si no tomas acción, no ocurrirá nada.

Todas estas virtudes nos motivan y nos dan claridad e inspiración para obtener la fortaleza, la valentía y el poder para llevar a cabo lo que queremos. Estas cualidades son importantes porque alimentan nuestra parte interna para después salir al mundo exterior. Por eso las técnicas de superación personal en el mundo espiritual son vitales, ya que ayudan a crear y a magnificar estos atributos, fundamentales para poseer una buena autoestima, para alcanzar el conocimiento de tu ser, para descifrar tus verdaderos deseos y para aceptar tus cualidades. La acción es el proceso en el que creas o manifiestas lo que has trabajado en ti.

Esta es la integración de la que hablo en mi libro *Los colores del amor*: tu corazón, tu mente, tu cuerpo y tu energía deben estar alineados para lograr que las cosas pasen. La alineación consiste en haber alimentado, observado y creado todos estos atributos para ser una persona íntegra, completa. Mientras más completos nos sintamos, las situaciones externas sólo serán una extensión de cómo nos sentimos, de qué tanto confiamos en nuestro poder personal, de qué tanto somos responsables y perseverantes para crear las experiencias de vida que queremos.

Comenzar paso a paso es importante. Fija metas todos los días, que sean posibles; no fijes metas inalcanzables o diez cambios a la vez, porque es difícil lograrlos de esa manera. Comprométete con un cambio y sé constante. Cuando éste ya se vuelva un hábito, da otro paso. Y esto practícalo en todas las áreas de tu vida.

Muchos de mis pacientes se retiran decepcionados de mis consultas porque les aconsejo que intenten sólo tres cambios para comenzar. Su respuesta es: "¿Sólo esto?" La mayoría regresa con la convicción de que no es fácil perseguir más cambios a la vez y habiendo comprendido que uno es mejor que intentar modificar su vida o sus hábitos de un día para otro.

Un vaso más de agua al día, un jugo verde, un abrazo, caminar cinco minutos, lo que decidas hacer marcará la diferencia. Llegará un momento en que ya puedas incorporar más cambios o nuevos hábitos a la vez. Sólo comienza con uno y actúa todos los días.

QUÉ NOS ATA PARA NO ACTUAR

¿Cómo puedo utilizar mi tiempo de manera más eficiente? ¿Qué sistemas tengo que emplear para dejar de aplazar las cosas y actuar?

Tenemos la tendencia a sobreanalizar y a pensar demasiado las cosas. Eso nos toma mucho tiempo que perdemos en la duda, reflexionando en lo que vamos a dejar de hacer y no en los beneficios que podríamos obtener. La evaluación puede ser una gran herramienta para saber cómo, dónde y cuándo hacer las cosas, pero ¿cuánto tiempo podemos pasar en esa etapa?

Normalmente esperamos a que las circunstancias externas nos ofrezcan los elementos necesarios para actuar. Si cultivamos la autoconfianza, la seguridad y el poder personal podremos comenzar a trabajar en nuestro mundo interno para que, en el momento que elijamos que las cosas sucedan, estemos preparados para que ocurran.

¿Cómo se halla tu vida? ¿Sigues esperando a que las circunstancias externas se alineen? ¿O te basas en tus recursos internos para crear las circunstancias que deseas? Tal vez la lección es que mientras más rápido actuemos podremos fomentar mejor nuestros recursos internos y tener más poder en nuestra vida.

Abre tu mente y tu cuerpo y actúa todos los días hacia la dirección que quieres tomar.

Por ejemplo, ir a caminar a las montañas constituye mi preparación favorita para tomar acción. Todas las rutas de las caminatas son diferentes y tienen obstáculos y dificultades inesperados, por lo que no nos queda de otra más que descifrar qué hacer y continuar nuestro camino, para no quedarnos atrapados en medio del bosque. Las caminatas han sido mis más grandes motivadoras y mis mejores maestras de la vida.

He tenido oportunidad de realizar caminatas muy retadoras. En Perú hice una caminata descalza por Machu Picchu. Mis amigos y yo caminamos durante doce horas, descalzos. Subidas y bajadas llenas de piedras movedizas, sonidos de víboras. Ha sido una de las experiencias más difíciles de mi vida. Llegó un momento en que mi cuerpo ya no podía más. En los breves descansos sentía que ya no podría ponerme de pie. Pero sabía que no me quedaba de otra. Debía seguir. Era una prueba de aguante: qué tanto podía empujar a mi cuerpo para seguir. No podía quedarme a pasar la noche en las selvas de Perú.

Esa aventura me trajo una gran enseñanza: no importa lo que pase, la vida debe continuar. Conseguí llegar al pueblo. Lo celebramos. Festejamos el poder de mi mente, mi motivación y mi valentía por haber logrado algo tan difícil. Después de esa caminata mi vida cambió, todo se veía mas fácil. Podría lidiar con cualquier obstáculo.

Hace unos meses fui a Islandia con el mismo grupo de amigos intrépidos. En esta ocasión la dificultad fue menor. Fue una caminata más ligera, o al menos así parecía después de la aventura de Perú. Ahora me enfrenté al agua helada. Primero tuvimos que cruzar parte de un río salvaje agarrados de un alambre sobre el tronco de un árbol. El balance, el enfoque y la respiración me ayudaron a cruzar el río sin dificultad y fue bastante divertido. De regreso cruzamos desde otro punto, donde la corriente era más tranquila pero no había troncos. Tuvimos que quitarnos los zapatos, arremangarnos los pantalones hasta arriba de las rodillas y atravesar sobre piedras que se movían con el agua. Ahora tuve que poner en práctica la respiración en un nivel que nunca había alcanzado, ya que el agua estaba congelada. Este momento duró unos diez minutos, pero sentí que fueron horas. Crucé el río y mis pies estaban casi azules. Los froté, me coloqué mis botas y seguí la ruta durante un par de horas más.

Todos estos obstáculos valieron la pena porque estar hasta arriba de la cascada más alta de Islandia ha sido de las experiencias más maravillosas de mi vida. En ambas caminatas el esfuerzo, la determinación y los regalos que obtuve de esas experiencias han trascendido mi vida.

Para dar el primer paso existen varias herramientas que podemos utilizar para echar a andar ese motor que es la motivación, tu mejor aliada para crear lo que quieres.

Encuentra tu pasión

¿Qué disfrutas de la vida? ¿Qué es lo que te hace sentir bien física, mental y emocionalmente? Descubre, a través de la experimentación, nuevos *hobbies*, aprende cosas nuevas, toma clases y cursos. Lo anterior te ayudará a encontrar tu pasión. Si ya sabes cuál es, refuérzala aprendiendo más de ella, conociendo gente que haga algo similar y que te inspire. La cocreacion es esencial para alimentar la pasión. Si creas proyectos con amigos o con gente que está en tu mismo canal, potencializarás la pasión de todos y te divertirá.

Haz lo que amas

Usa tu corazón como un compás. Esto te motivará aún más. Si tienes claro cuál es tu pasión, y si lo que haces te hace sentir bien, eso funcionará como un compás para guiarte y las cosas van a fluir con mayor facilidad. Si no tienes la fortuna de hacer lo que amas a nivel profesional, busca dentro de esa profesión algo que te apasione o encuentra un hobby en el que puedas desarrollarla.

Inspírate

La inspiración y las ideas son resultado de una acción. No te quedes esperando a que llegue la inspiración, a que te sientas listo o conectado para actuar. Tú ve hacia ella. Tienes la capacidad de crear las circunstancias para sentirte inspirado: esos momentos de paz, de creatividad, de ideas, de energía que puedes utilizar para comenzar a crear ideas y después tomar acción para llevarlas a cabo.

Desea

¿Cuáles son tus deseos? ¿Qué quieres crear en la vida? Los deseos han tenido una connotación de placer y por eso creemos que provienen del ego y por lo tanto no son buenos. Eso es incorrecto. Todos deseamos básicamente las mismas cosas: amor, paz, abundancia, creatividad, conexión, comida rica, sexo, apreciación. Todo eso es lo que nos mueve a la acción. Son los elementos que necesitamos como seres humanos para existir. Así que piensa cuáles son tus deseos y de qué forma los quieres experimentar. Deja de pensar que Aladino estará con su lámpara mágica esperando a que la frotes para cumplir los deseos que puedes crear tú mismo.

Crea

La vida es creación: el universo, la tierra, los seres humanos, las plantas, las rocas, los animales, el arte, los libros, la música, las corporaciones. Todo ha sido creado por esta energía de vida que es la creación. Ser personas creativas nos ayuda a alimentar más esta energía, lo que nos dará más ideas. Explora tu creatividad de diferentes formas, redecorando tu casa, eligiendo tu ropa, haciendo tus listas de música, escribiendo un diario, pintando, bailando o haciendo jardinería. Explora tus ideas, pues son valiosas, y comparte tu energía, tu forma de ser única en el mundo.

Sé maestro

Una de las satisfacciones más grandes que tenemos es hacer algo bien y ser celebrado o validado por ello. Todos tenemos muchos talentos, algunos que no conocemos y otros que podemos ir puliendo con el tiempo. La práctica hace al maestro. La constancia en hacer lo que nos gusta es parte del proceso y es importante celebrar los pequeños logros. Eso te va a motivar para seguir adelante y pulir ese talento que después podrás compartir con el mundo.

Enfoca tu energía en tus talentos y en tus mejores fortalezas y deja de pensar en lo que no eres bueno. Todos tenemos talentos; todos poseemos el potencial de ser maestros en nuestra única forma de expresión. Encuentra la tuya, y si ya la tienes, continúa practicando y creando. Se afirma que para ser maestro en alguna materia se necesitan diez mil horas de práctica. Todos los grandes atletas, músicos, yoguis practican durante horas para lograr ser los mejores en su área. Así que si algo te apasiona tanto, practica, entrena y sé constante.

Usa las herramientas sociales

Rodearnos de personas que nos apoyen en nuestro camino es esencial para crear la vida que queremos. Por más extraña que sea su idea, por más diferente que sea su talento, valora a la gente por lo que es, respeta sus creencias, no la juzgues y celebra su autenticidad. Los amigos están para nutrirnos. Mi amigo David Wolfe dice: "Me gusta rodearme de gente con la cual me sienta mejor de como llegué".

El sentido de comunidad y la conexión son herramientas necesarias para la motivación. Estamos comenzando a vivir una etapa en la que el individualismo ya no está funcionando. Regresemos a cocrear juntos, a unir fuerzas para lograr cambios más grandes. En muchas profesiones donde hay más conciencia, la gente está uniendo fuerzas. El pastel es muy grande y alcanza para todos.

Crea un hábito

Actúa aunque tu idea no esté clara sobre lo que necesitas hacer. Si sabes lo que quieres hacer, ensaya pequeños pasos hacia ese objetivo. Los hábitos toman su tiempo. Se dice que hay que invertir veintiún días para crearlos, así que sé paciente, explora y disfruta el proceso. Observa qué emociones surgen, cómo te sientes antes y después. Experimenta ese proceso como un detective que está descubriendo cosas nuevas. Enfócate en tus fortalezas y no en tus limitaciones; en los beneficios y no en lo que vas a dejar. Usa tu imaginación y visualiza tu objetivo. La visualización es otra herramienta para poder crear más fortaleza interna con el fin de lograr lo que quieres.

En los siguientes capítulos hablaré con más detalle acerca de estos conceptos para que puedas hacerlos tuyos. Éste es el principio de la alquimia de la transformación: entender lo que se necesita para lograrla. Aquí están los principales ingredientes de la receta. Ahora veamos la importancia que tiene el mundo interno en relación con el externo, y cómo podemos utilizar sus diferentes elementos para apoyar nuestro cambio en la vida. La naturaleza es nuestra aliada. Es un espejo de lo que somos en nuestro mundo interno. Si estas dos fuerzas trabajan en conjunto, la transformación se torna más fácil, divertida y llena de amor.

4

Los elementos

En las tradiciones alquimistas algunos elementos de la naturaleza se asocian al mundo del universo divino. Se asegura que para que la vida exista en cualquier forma deben coexistir cuatro elementos. La alquimia nos ayuda a explicar la relación de la creación con las partes que la componen, que en este caso son dichos elementos. Si mantenemos el balance de éstos, se puede experimentar un bienestar físico y psicológico.

A la alquimia se le llamaba también el trabajo integral de las diferentes formas que componen la vida, la psicología, la fisiología, la sociología y el aspecto planetario. Además un quinto elemento, llamado éter, que fue añadido por Aristóteles, es la clave para que la alquimia suceda.

Para que esta transformación a nivel físico sucediera, el alquimista debía seguir varios pasos. Las tres bases que utilizaba para lograr la transformación eran: el sulfuro, que representaba el espíritu de la vida; el mercurio, que personificaba la conexión fluida entre lo de abajo y lo de arriba, y la sal, que era la materia base. Estos principios los usaba el alquimista en sus mezclas para hacer oro y en su trabajo místico.

La alquimia está presente en nuestras vidas, pero no tenemos conciencia de ello. Todos poseemos un poco de los cinco elementos en nuestro ser, aunque por nuestra naturaleza podemos usar o estar más conectados con uno de ellos. ¿A poco nunca has usado la frase: "Me siento en mi elemento"? Por ejemplo: de alguien muy estable y práctico decimos que está muy aterrizado. En inglés se usa el término *down to earth*. Si alguien es menos estable, un poco despistado, decimos que está en las nubes. En inglés se usa *spacy* o *airhead*.

Cuando estamos en nuestro elemento natural, los atributos que poseemos se dan con más facilidad, aunque nos cuesta un poco más de trabajo identificarnos con los atributos de los demás elementos porque los desconocemos. Aprender a descubrirlos y a traerlos a nuestra vida nos proporcionará más herramientas para alcanzar objetivos que no estaban en nuestro radar y abrirnos al mundo sin miedo. Si tenemos conocimiento de lo que se necesita para llevar a cabo un plan es más fácil tomar riesgos. Los elementos, desde un punto de vista espiritual, son una metáfora para entender mejor las cosas que no son físicas.

Los cinco elementos a los que me refiero son: tierra, agua, fuego, aire y éter.

El aire alimenta el fuego, el fuego se muere con el agua, el agua es contenida por la tierra y la tierra crea el aire. Es un ciclo que demuestra la interconexión de todos los aspectos de nuestra vida, el cambio y la transición. Los elementos también tienen sus opuestos. La tierra y el agua son elementos más pesados que poseen una dirección de arraigo hacia abajo, lo cual representa el arquetipo femenino, la intuición, el estado pasivo y el atributo yin de China. Estos dos elementos están relacionados con la madre tierra.

El aire está arriba del agua y de la tierra, por lo cual tiene un movimiento expansivo hacia arriba. El fuego, que incluye al sol, a las estrellas y al cosmos, está arriba del aire. Estos dos elementos representan el arquetipo masculino y simbolizan el pensamiento, los estados activos y los atributos del yang de China. Se asocian con el padre cielo.

Por su parte, la magia es la ciencia de la manipulación de energía. Y los elementos son los componentes de las energías. Si conocemos los primeros aprendemos a utilizar las segundas a nuestro favor y por un bien común. Al saber usarlas se convierte en magia. En este caso aprenderemos que esta energía la traemos desde el nacimiento, la mezclamos con nuestra energía de vida, la moldeamos —lo cual implica el cambio— y la ponemos en acción para crear lo que queremos que sea la transformación. Por naturaleza, todos somos magos. Lo que no hemos aprendido es cómo mover nuestras energías. Esta información es muy poderosa y deberíamos usarla de manera consciente por el bien de la humanidad. Por eso este tipo de temas no había salido a la luz hasta ahora, en que ya estamos preparados para asumir nuestro poder innato.

Aire (el arte de abrirse)

Éste es el primer elemento de la tradición alquímica e implica la movilidad.

Naturaleza: vuelo, movimiento, frescura, inteligencia, suspensión.

Tipo de energía: proyectiva.

Esencia: la comunicación, la inteligencia, la intuición, los pensamientos, la imaginación, la creatividad, la armonía, los viajes, la sabiduría, la percepción, el conocimiento, las ideas, las creencias, el renacimiento y el aprendizaje.

En balance: intectualidad, fe, aprendizaje, versatilidad, carisma, sabiduría, espiritualidad, confianza, claridad, independencia, persuasividad, amistad, diligencia, optimismo, felicidad, vigilancia, objetividad, agilidad, lógica, diversión y ligereza.

En desbalance: deshonestidad, chisme, inconstancia, falta de perseverancia, frialdad, distracción, exceso de intelectualidad, falta de concentración, ausencia de entendimiento, falta de emotividad, falta de practicidad.

Representa: la mente.

Símbolos: las plumas, los pájaros, el incienso, las banderas y las telas porosas.

Signo astrológico: Géminis, Libra y Acuario.

Estación: primavera.

Hora: atardecer.

Sentidos: oído y olfato.

Punto cardinal: este.

Animales: águila, pájaro, serpiente.

Piedras: topacio, aventurina, caledonia, cuarzo blanco.

Color: amarillo.

Lugares: con viento, altura de las montañas, nubes, aviones, aeropuertos, escuelas, librerías, agencias de viaje.

Instrumentos musicales: la flauta y los instrumentos de viento.

Camino: del creativo.

Diosas: Aradia, Urania, Arianhod.

Dioses: Thoth, Shu, Mercurym.

Chakra: Sahasrara, o chakra de la coronilla.

Fuego (el arte de purificar)

Es el segundo elemento. La temperatura y el calor están relacionados con el temperamento.

Naturaleza: se asocia con las cualidades de lo brillante, de lo delgado y el movimiento.

Tipo de energía: proyectiva.

Esencia: cambio, purificador, destructivo, limpiador, energético, sexual, fuerza, actividad, creatividad, pasión, libertad, poder, amor, visión, ira, valentía y dinamismo.

En balance: valor, entusiasmo, vitalidad, valentía, decisión, creatividad.

En desbalance: irritabilidad, ser destructivo, hiperactivo, insomnio, celos, violencia, enojo.

Representa: la naturaleza del poder.

Símbolos: fuego, velas, luces, dragones y el sol.

Signos astrológicos: Aries, Leo y Sagitario.

Estación: verano, el tiempo del calor.

Hora: mediodía.

Sentido: vista.

Punto cardinal: sur.

Animales: coyote, león, dragón, lagartija, serpiente.

Piedras: piedras volcánicas, rubí, jaspe, ópalo fuego.

Color: rojo, naranja, amarillo para lo espiritual.

Lugares: volcanes, desiertos, aguas termales, hornos, espacios donde hay energía sexual, saunas.

Instrumentos musicales: la guitarra y los instrumentos de cuerdas.

Camino: del guerrero.

Diosas: Brigit, Pele, Vesta.

Dioses: Agni, Horus, Vulcan.

Chakra: Manipura, o chakra del plexo solar.

Agua (el arte de la percepción clara)

Es el tercer elemento. La fluidez constituye la flexibilidad de mente.

Naturaleza: pesada, pasiva, asociada al movimiento, purificadora, ganadora, amorosa, fluida.

Tipo de energía: receptiva.

Esencia: el amor, la fertilidad, los sueños, la fluidez, la purificación, la regeneración, la fuerza, el cambio, la fertilidad, la devoción, el recibir y el dar amor.

En balance: compasión, tranquilidad, suavidad, creatividad, comprensión, devoción, perdón, modestia, compasión, internalización.

En desbalance: indiferencia, exceso, cobardía, flojera, rigidez, falta de atención, ausencia de estabilidad, cambios de humor, infatuación, vivir en la irrealidad.

Representa: las emociones.

Símbolos: agua, lavanda, pescado, coral y esponjas de mar.

Signos astrológicos: Cáncer, Escorpión y Pisicis.

Estación: otoño, el tiempo de cosechar.

Hora: atardecer.

Sentido: gusto.

Punto cardinal: oeste.

Animales: pez, águila, escorpión, delfín, foca, pájaro del mar.

Piedras: aguamarina, amatista, coral, cuarzo rosa, turmalina, azul, ópalo, perla.

Color: azul.

Lugares: océanos, albercas, arroyos, ríos, lagos, playas, vapores, aguas de manantial y aguas termales.

Instrumentos musicales: cimbales, campanas y metales.

Camino: del amante.

Diosas: Afrodita, Isis, Yemaya.

Dioses: Osiris, Neptuno, Poseidón.

Chakra: Vishuda o chakra de la garganta.

Tierra (el arte de nutrir)

Éste es el cuarto elemento. La facultad de crear cimientos fuertes.

Naturaleza: pesado, sólido, fértil, receptivo, nutritivo, húmedo.

Tipo de energía: receptiva.

Esencia: estabilidad, arraigo, fertilidad, gravedad, prosperidad, estabilidad, orden, abundancia física, nutrición, solidez, seguridad, intuición, introspección, sabiduría.

En balance: consistencia, perseverancia, puntualidad, resistencia, responsabilidad, ambición, respeto, paciencia.

En desbalance: superficialidad, flojera, indiferencia, irregularidad, timidez, melancolía, aburrimiento, estancamiento.

Representa: el cuerpo físico.

Símbolos: rocas, cuarzos, cactus, plantas.

Signos astrológicos: Tauro, Virgo y Capricornio.

Estación: invierno, el tiempo de oscuridad.

Hora: noche.

Sentido: tacto

Punto cardinal: norte.

Animales: oso, perro, búho, vaca, hormiga.

Piedras: obsidiana, gemas verdes, carbón, ágata.

Color: verde de los colores de las hojas.

Lugares: cuevas, cañones, bosques, jardines.

Instrumentos musicales: los tambores, las percusiones y el *didgeridoo.*

Camino: del ermitaño.
Diosas: Gaera, Rhea, Privithi.
Dioses: Adonis, Athos, Dionisio.
Chakra: Muladhara, o chakra raíz.

Éter

El quinto elemento. El éter representa la expansión.
Naturaleza: la conciencia, el espacio.
Tipo de energía: receptiva y proyectiva.
Esencia: espacio, vacío.
Representa: el balance de la naturaleza.
Estaciones: todo el año.
Hora: noche.
Punto cardinal: todas las direcciones y todas las dimensiones.

ETAPAS DE LA ALQUIMIA

Todos sabemos que en la vida tenemos diferentes etapas: la niñez, la adolescencia, la edad adulta, la vejez y la muerte. En cada una permanecemos un tiempo, aprendemos, experimentamos y pasamos a la siguiente.

La transformación también tiene etapas. No podemos empezar en una y saltar a la última. Lo que sí podemos hacer es acelerar esa transición basándonos en la práctica y en la expansión de la conciencia. Estamos en una época para acelerar la evolución y para actuar de forma inmediata. Ya no podemos darnos el lujo de esperar a que el cambio suceda. Nosotros tenemos que activarlo.

Los elementos funcionan en la transformación de la siguiente manera: las cualidades de la tierra nos proporcionan el potencial de la transformación en diferentes caminos; las cualidades del agua sirven para que esa estructura fluya con cierta delicadeza; las cualidades el aire ayudan a que rompamos nuestros límites estructurados y a abrirnos a las posibilidades, y las cualidades del fuego nos proveen la motivación y la acción.

La alquimia nos presenta cuatro etapas por las que debemos transitar, de las que tenemos que aprender para lograr una transformación en nuestro ser que sea perdurable. Si nos saltamos una etapa no estamos trabajando de manera íntegra y los resultados pueden ser espontáneos pero no durables. Es importante que en cada etapa tengamos paciencia. Algunas personas pueden pasar más tiempo en una que otros. En estos casos, hay que darse cuenta si es porque siguen en su proceso, en la experimentación, o si ya se quedaron en su zona de confort o atrapadas. Eso pasa mucho en la primera etapa. Es importante conocer nuestra oscuridad o aquello que no nos gusta de nosotros, pues si nos quedamos clavados, a la larga podemos manifestarlo con tristeza, depresión y falta de ánimo. Es importante reconocer quiénes somos. Esto es más fácil de lo que pensamos y lograrlo nos ayudará a salir de esos estados de ánimo antes de que la oscuridad nos absorba.

Las cuatro etapas que nombraron los alquimistas son: nigredo, albedo, citrinitas y rubedo. En cada etapa el alquimista sabía a qué nivel de purificación llegar, y el fuego que necesitaba para lograr la transformación en cada etapa. Al activar ese fuego surge un renacimiento del nuevo ser para continuar con la muerte espiritual o con la persona que eras. Así se completa la etapa y se pasa a la que sigue.

Etapa uno: nigredo o ennegrecimiento

Durante esta etapa el fuego es lento y pequeño, lo cual ayuda a que haya purificación en la naturaleza de tierra que todos poseemos.

Este proceso involucra la búsqueda de la materia prima, una condición que representa lo original y lo puro. Los alquimistas reconocían que toda la naturaleza debía morir para poder crecer. Esto sucede con las plantas y los frutos; en el plano espiritual uno también muere, o mueren partes de uno para poder renacer y crear algo nuevo.

A nivel psicológico es un proceso un poco caótico y oscuro, porque entramos en la búsqueda de lo que hay en la profundidad de nuestro ser, en la tarea de sacar a la luz el subconsciente para tener claridad de lo que queremos dejar ir para morir y poder renacer. En psicología, a esta búsqueda se le llama sombra: *shadow work*. Esta etapa es la más difícil de comenzar, porque no todos quieren descubrir los patrones o las creencias que no nos hacen sentir bien, o la parte que ha sido dañada. Nuestro cerebro reptiliano entra con fuerza para defender el sentido de quienes somos.

Es importante el conocimiento de tu sombra, aceptar quién eres y reconocer esas partes que no te gustan de ti o a las que llamas defectos para poder transformarlas y dejar ir lo que ya no te sirve, lo que te bloquea. Todo tiene que ver con ir quitando esos velos y esas telarañas que evitan que tengas claridad. Todas aquellas creencias y aquellos pensamientos que pensamos dictan quiénes somos, pero en realidad han sido impuestos por nuestros padres, por la sociedad, por las religiones y por nuestras experiencias previas.

El agua también entra en esta etapa, ya que muchas emociones se despiertan creando un caos en nuestro cuerpo emocional. Este caos es necesario para sentir a fondo y poder liberar aquellas emociones, lo cual nos proporcionará el empujón para pasar a la siguiente fase.

Al completar esta fase sentimos que una parte de nosotros ha muerto, y experimentamos el sentimiento total de dejar ir, de enterrar todas las historias, pensamientos, emociones y creencias que ya no nos sirven.

Etapa dos: albedo o blanqueamiento

A esta etapa se le llama el encuentro de la tierra y trabaja con la luna. Requiere una purificación más profunda de nuestra psique y de nuestra receptividad para descubrir nuestra propia naturaleza. Volvernos conscientes de quiénes somos y adquirir la capacidad de ver nuestro ser con claridad, con aceptación, empleando las herramientas para poder ir muy profundo de una manera que sea menos caótica. Ésta es una etapa en la que nos retiramos un poco del mundo, donde participamos mínimamente, ya que nuestra energía la enfocamos en nuestro proceso interno. Lo anterior nos ayuda a abrir los ojos, a que nos caiga el veinte para descubrir qué dirección queremos tomar en la vida.

El fuego de esta etapa es más intenso. La alquimia lo describe como moderado y templado. Esta fase puede ser un poco solitaria, y se necesita mucha perseverancia, integridad y fuerza para superarla. Durante este estadio continúas observando tu sombra pero enfocas tu energía en descubrir tu luz, tus cualidades y tus regalos. Con la aceptación de todo tu ser y al crear conciencia de quién eres podrás seguir a la siguiente etapa.

Etapa tres: citrinitas o amarilleamiento

Se le llama etapa del sol o traer luz solar a nuestro ser. Esta luz ya no es reflexiva como la luna, sino directa y fuerte. Se dice que es la luz pura de la creatividad y de la inteligencia. Algunos alquimistas la llaman intelecto divino, la verdadera sabiduría que se revela cuando esta luz se hace consciente en nosotros. En esta etapa hay una muerte de la luz de la luna o de la oscuridad; el fuego está presente, pero es tenue. Aquí comienzas a observar, a ser más consciente de quién eres. Ya tienes la habilidad de distinguir en tu día a día tus acciones, tus emociones y tus pensamientos. Te vuelves más sensible a la energía y descubres cómo se manifiesta en tu cuerpo a través de diversas sensaciones. Muchas revelaciones y mucho conocimiento internos se hacen presentes. Es una revelación directa que surge del ser y el estar; no es aprendida ni leída, sino una experiencia. La sabiduría pura de quién eres en el momento y de lo que necesitas. En esta etapa ya no haces que las cosas pasen. Creas el bienestar sin esfuerzo y la mayor parte del tiempo estás en sintonía con lo que sucede en todos los elementos de tu ser.

Etapa cuatro: rubedo o enrojecimiento

El alquimista despierta y regresa a la tierra con este nuevo estado de iluminación. Esto significa que ya vives con conciencia y que la mayor parte del tiempo te sientes bien, ya sea en tus pensamientos, en tus emociones o físicamente. Mi maestro y *coach* Lawrence Lanoff dice que la iluminación surge y que no es una meta, pues no la puedes conseguir, porque simplemente aparece sin esfuerzo. Que iluminarte es alivianarte, lo que en inglés es *to lighten up*: encender nuestra luz interna. En esta etapa ya ves el mundo como es en realidad y sin historias que se apegan al hecho. Ya no tomas las cosas tan en serio, ni quieres tener la razón. Ya no sientes que eres el centro del universo. En esta etapa también hay una muerte roja, pues te das cuenta de que la libertad y la conciencia son estados que buscamos de manera natural.

En esta fase somos conscientes de que las cualidades que surgen no son nuestra meta, por lo cual pierden el significado y el peso que les conferíamos. Sólo emerge la iluminación. Cuando ya reconocemos la naturaleza de nuestros problemas y nuestros dilemas, implementamos lo que aprendimos día a día. Podemos experimentar cambios en nuestra personalidad, identificar acciones que tomamos en relación con lo que necesitamos, asumir la elección de pensamientos y creencias que decidimos tener. Ya tenemos claridad. Los miedos y los rencores ya no tienen cabida en nosotros. Logramos disolver nuestras emociones fácilmente. Es un estado del ser. Muchos de nosotros hemos tenido momentos en los cuales, estando en esta etapa, volvemos a la primera fase. Es un proceso. Para que el rubedo sea más perdurable sólo necesitamos estar más claros y abiertos.

¡ESTÁS EN TU ELEMENTO!

Cuántas veces no hemos escuchado la frase: "Estás en tu elemento!" Ya vimos que nuestra naturaleza tiende a que algún elemento nos rija de manera particular. Mi signo es Acuario, el cual representa el aire, y desde pequeña siempre se me ha facilitado todo lo que tiene relación con la comunicación, con crear comunidad. Soy muy creativa y siempre tengo nuevas ideas. Pero las tareas de la vida diaria me cuestan más trabajo, como la estabilidad y la estructura, por lo cual realizo ejercicios diarios para conectarme más con mi elemento tierra y poder llevar a cabo esas tareas.

Estas son algunas cualidades de los elementos en los comportamientos y en la personalidad de las personas. Para permitir que la alquimia suceda es importante honrar el elemento de nuestra naturaleza, que en la mayoría de los casos es nuestro fuerte, y activar el resto usando nuestro elemento base para poder transformarnos de una manera más sencilla. Si reconocemos nuestro fuerte, utilicemos estos atributos para comenzar cada etapa. Por ejemplo: si queremos bajar de peso podríamos comenzar con un paso de acuerdo con nuestro elemento base.

Tierra. Crea un plan o una estructura. Fijándote una fecha o un horario particular para hacer ejercicio o tomar tu jugo verde.

Agua. ¿Qué sientes a la hora de hacer ejercicio o al tomar tu jugo? Al crear una conexión emocional con la actividad es más fácil llevarla a cabo.

Aire. El pensamiento o el decreto, o el hecho de entender por qué quieres bajar de peso y reconocer sus beneficios es lo que te va a llevar a la acción.

Fuego. Simplemente actúa. El fuego se rige por el deseo y el placer. Enfoca tu atención en ellos.

Honra tu verdadera naturaleza. Enfoca tu energía en este aspecto y la transformación se dará con más facilidad.

Muchas personas no logran cambiar sus hábitos ni crear lo que quieren porque se enfocan en sus debilidades y se esfuerzan demasiado por comenzar con un elemento que no es su fuerte.

El primer paso siempre va a ser más sencillo si se da desde el elemento base. Empieza con tu elemento y poco a poco incorpora las cualidades de los demás hasta que sientas que ya tienes una integración. Es decir, si regreso a mi ejemplo: yo soy aire, entonces debería empezar por entender; el siguiente elemento que tengo fuerte es el agua, así que debería crear una conexión emocional; posteriormente me abocaría en el elemento tierra, fijando un día, y termino con el elemento fuego, que implica tomar acción.

Recuerda que para que un cambio sea perdurable se necesitan todos los elementos. Ten paciencia y diviértete descubriendo cada uno. Ahora vamos a describir cada elemento. Te invito a que anotes en una libreta todo lo que conoces de ti en relación con cada uno de dichos elementos. Puede ser que tu fuerte sea sólo uno, o que ya tengas más conciencia y poseas más elementos a tu favor.

Tierra

Las personas que son de naturaleza tierra tienen la tendencia a resistir la modificación y el cambio, ya que son muy estructuradas. Lo ven en su vida diaria en metas fijas y en experiencias únicas.

Su pregunta es "¿qué?", la cual echa andar la naturaleza del pensar, el entender y el crear estrategias para fundar sus hábitos y sus patrones.

Las personas tierra tienden a ser más cautelosos y convencionales. Por su naturaleza estructurada suelen decir: "Las cosas son así y punto". Muchas veces son terminantes en sus decisiones, lo cual los ayuda a actuar. Sin embargo, les cuesta trabajo abrir su mente a otros puntos de vista y se bloquea su capacidad de transformar lo que no les funciona, por su terquedad de que "así son las cosas" o por su necesidad de tener la razón. Una de las cualidades de la tierra es que tiende a dar su punto de vista más aterrizado y pragmático a las personas que no pueden ver otros ángulos. Éste es uno de sus regalos, pero a la vez no hay que cerrarse y pensar que esa es la verdad. Lo mejor sería aprender a escuchar otros puntos de vista sin juzgar. Eso los haría más libres.

Tú sabrás cuando estés apegado a una idea o a una forma de hacer las cosas cuando realmente te está funcionando. Si te abres a escuchar o a ver diferentes posibilidades podrás tomarlas para que ocurra la transformación.

Los atributos de este elemento son importantes para tomar acción. Cuando nos encontramos en estado de tierra, podemos llegar a ser inflexibles. Sin embargo, curiosidad es una cualidad que se puede despertar en la vida para ser más flexibles. Para describir las cosas los asiduos a este elemento utilizan detalles muy precisos y muchas explicaciones. La fortaleza que implica estar en la tierra le proporciona dirección a nuestra vida cotidiana. Pero debemos tener cuidado de que no toda nuestra atención se enfoque en los aspectos de nuestra experiencia y abrirnos más al mundo externo y a las experiencias de los demás. Este aspecto de nuestra conciencia nos invita a revisar nuestra vida y a crear nuevas experiencias.

En las relaciones humanas, ya sean románticas o de otra índole, la tierra necesita sentirse segura, nutrida, apapachada y respetado su punto de vista para lograr una comunicación exitosa. A la tierra le gusta el tacto, así que las muestras de cariño hacia las personas de este elemento las hace sentirse bien.

Puntos fuertes

◊ Tienen sentido común y estabilidad.

◊ Son confiables, sensatos, objetivos y claros.

◊ Son responsables, diligentes y pragmáticos.

◊ Pueden enfocarse, discernir y completar.

◊ Tienen un sentido de realismo.

◊ Están muy conectados con su cuerpo.

Oportunidades

◊ Se abren a nuevas ideas y usan su imaginación.

◊ Escuchan otros puntos de vista y salen de su área de confort.

◊ Se enfocan más en lo abstracto y en lo espiritual.

◊ Toman riesgos.

Agua

El agua es el centro del proceso. Todas las actividades y las relaciones de cualquiera de nuestros aspectos de conciencia y de nuestro entorno son de agua.

Su pregunta es "¿cómo?" Necesita saber el significado de sus emociones. Por su sensibilidad y aptitud hacia el proceso las personas que se identifican con este elemento tienden a quedarse estancadas en una situación emocional, a buscar un sinfín de significados y a asociar las emociones con una experiencia previa. Considerar este patrón te ayudará a procesar con mayor rapidez el acto de dejar ir esa emoción que te hace daño y su significado para pasar a la siguiente experiencia. El agua tarda más en actuar porque necesita entablar una conexión emocional con la situación o con la persona.

El agua es muy creativa, pero debe surgir de la solidez de la tierra, con cierta estructura; si no, las personas tienden a sumergirse en su caos emocional sin poder ser más racionales. La tierra existe porque está en un cuerpo de agua, así que estos dos elementos trabajan mucho en conjunto. El agua se manifiesta en experiencias de constante cambio, con ritmos; sólo es importante que no te estanques en ellas, de lo contrario no habrá evolución.

El fuerte de las personas que se identifican con este elemento es la comunicación, las relaciones y la capacidad de abrir nuevos canales para nuevas experiencias, más información, mejor imaginación y mayor curiosidad. Son sensibles, flexibles y adaptables.

Estar en el agua nos sensibiliza para procesar e integrar las experiencias de nuestra vida, y continuar nuestra evolución, nuestro crecimiento y cualquier tipo de transformación.

Este elemento nos ayuda a crear resoluciones y paz, y a resolver conflictos. Por eso está asociado con el mundo social. La naturaleza de estas personas es moldeable. También pueden sentir que el mundo es muy complicado, pues son hipersensibles. Y suelen tener falta de objetividad. Los individuos de agua tienden a juzgar a otros que no son tan sensibles o emocionales.

Para que las relaciones sean exitosas con el elemento del agua, estas personas necesitan sentirse escuchadas y que las entiendas, y establecer una conexión emocional. Necesitan hablar libremente acerca de lo que sienten sin avergonzarse de hacerlo. En inglés decimos que son *touchy feely*, lo cual quiere decir que necesitan sentir emociones y sensaciones, además de ser tocados. Éste es su lenguaje sensorial.

Puntos fuertes

◊ Están en contacto con sus sentimientos y sus emociones.

◊ Son conscientes de lo sutil de los espacios, lo cual les permite ser más receptivos a lo que pasa en la realidad energética y conectarse con el éter.

◊ Saben comunicar sus emociones.

◊ Son románticos, afectivos y generosos.

◊ Poseen talento para la expresión artística.

Oportunidades

◊ Se dan cuenta cuando se guían demasiado por la intuición.

◊ Cuidan sus estados de ánimo, su posesividad y sus celos.

◊ No permiten que el corazón maneje a su mente todo el tiempo.

◊ Son más prácticos y menos emocionales.

◊ Son más objetivos.

Aire

Así como el agua nos revela que viene de la tierra, el aire nos enseña cómo el agua es la elaboración de lo que ocurre en el aire. Las emociones muchas veces están conectadas con nuestros pensamientos, y cualquier pensamiento se ve en el agua que es la emoción.

Sus preguntas son: "¿Qué pasaría si?" y "¿Por qué?" Las personas del aire respetan todas las experiencias, ya que su mente está abierta al cambio. Pueden manejar cualquier posibilidad, dada su adaptabilidad. Por su maleabilidad pueden cambiar rápidamente; el problema es que por su falta de constancia estos cambios no son duraderos. Esta cualidad es difícil de ser entendida por las personas de los otros elementos, ya que las de éstos creen que el aire no es estable ni confiable. Son versátiles, lo que significa que pueden cambiar de un aspecto a otro sin necesidad de tener razones. El aire genera muchas polaridades para poder hacer visible lo invisible, lo cual hace buenas a las personas para la creatividad, o a veces provoca que en una discusión divaguen de un punto de vista a otro múltiples veces durante una conversación, porque no tienen una visión definitiva. Esta naturaleza puede ser difícil de entender para otros elementos, por lo que las personas afines al aire pueden sentirse incomprendidas.

Gracias a su polaridad, el aire tiene el aspecto que puede llegar a un estado de silencio profundo en que el diálogo interno se calla y abre la ventana a un nuevo espacio que se llena de sensaciones y de experiencias, lo cual lo hace muy sensual.

El éxito en las relaciones con el aire depende del grado de conexión intelectual o creativa que tengas con ellos. A estas personas les encanta compartir ideas y que los demás elementos estén receptivos a escucharlas sin juzgarlas.

El aire necesita su espacio, por lo que estos individuos necesitan estar mucho tiempo solos para poder ir y venir con el flujo de este elemento. Que se respete su espacio es muy importante. El aire se conecta con los sentidos del oído y la vista. Sus adeptos son sensuales y crean belleza donde estén. Con detalles es la forma cómo se expresa el amor a las personas de este elemento.

Puntos fuertes

◊ Son pensantes, ven las posibilidades, son abiertos.

◊ Tienen facilidad para dejar ir y son muy desapegados.

◊ Son buenos en la lógica y en cuestiones intelectuales.

◊ Son elocuentes en su forma de comunicarse.

◊ Poseen agilidad mental para comunicar y expresar sus ideas.

◊ Tienen interés de buscar sabiduría.

◊ Les gusta más la gente en conjunto que las personas individualmente.

◊ Hacen que las personas de los otros elementos brillen, ya que traen nuevas ideas o conceptos a la mesa.

Oportunidades

◊ Aterrizan las ideas.

◊ Visualizan un uso práctico para las ideas.

◊ Se cuidan de no estar conectados con la mente y el pensamiento todo el día, y de tener sueños poco prácticos.

◊ Crean espacio para el desarrollo emocional y la interacción.

◊ Tienen dificultad de aprendizaje si la meta no es inmediata.

Fuego

Si al aire lo caracteriza la sensación de no saber, el fuego tiene la sensación de completar. Es el elemento que inicia la transformación.

Su pregunta es "¿quién?" El fuego siempre aparece con el acompañamiento de alguna actividad, una acción, un impulso y un hacer. La acción fluye naturalmente de la conciencia. Estas personas tienen el poder de entrar en conciencia sin estar observándola, de manera natural. Es la acción inmediata sin necesidad de transitar por un proceso complejo.

El fuego puede ser una energía intensa y es difícil de contener. Los individuos asiduos a este elemento pueden ser impulsivos. Deben conectar con la tierra para arraigar esa energía y utilizarla de manera más apropiada; de lo contrario suele desbordarse. El fuego es el empujón que te da la pasión y la motivación para lograr tus objetivos, pero muchas veces utiliza tanta energía que puedes sentirte cansado o fatigado, sufrir estrés o experimentar frustración por no haber logrado tu objetivo. Muchas veces las personas del fuego tienden a ser el centro de atención, opacando a los demás elementos por su entusiasmo natural. En este caso es importante dirigir esa energía a la acción y dejar de pretender convencer a los demás.

La experiencia del fuego en su balance se puede reconocer cuando sentimos una sensación de calidez, de bienestar y de pasión.

En las relaciones humanas las personas de fuego necesitan compartir una pasión o un entusiasmo por algún proyecto y que las personas actúen y no esperen a que ellos sean siempre los de la iniciativa. Por su naturaleza activa, las relaciones con gente proactiva son las que más les gustan. Son personas con una

libido fuerte que necesitan estar en contacto con su sexualidad
y expresarla libremente. Tienden a ser más sensibles energéticamente. Se sienten bien con el coqueteo, la tensión sexual y
la estimulación. La comida y la aventura son algunas formas de
conectar con ellos.

Puntos fuertes
◊ Son intuitivos y activos, y transforman lo que
  quieren cambiar con facilidad.
◊ Piensan que pasarla bien es mejor que tener
  posesiones materiales.
◊ Son muy amigueros y sociables.
◊ Son activos, independientes y expresivos.
◊ Tienen entusiasmo por lo que creen.
◊ Su motivación y su ambición es alta, lo cual los lleva
  a actuar con más facilidad.
◊ Pueden ayudar a gente que es más letárgica.

Oportunidades
◊ Controlan sus energías para no sobrepasar a las
  personas de agua y tierra.
◊ Quieren ser reconocidos y admirados por sus logros.
◊ Reconocen más los talentos y las habilidades
  de otros.
◊ Poseen mucha libertad para expresarse de manera
  natural.
◊ Controlan las culpas y la ingenuidad.

Estos son algunos ejemplos de la manera en que trabajan los elementos en tu vida cotidiana.

La manera en que transmites tu poder personal

Tierra: Instinto
Agua: Urgencia
Aire: Deseo
Fuego: Motivo

La manera en que trabaja tu mente

Tierra: Objetiva
Agua: Imaginativa
Aire: Inspirativa
Fuego: Intuitiva

La manera en que manejas tus relaciones interpersonales

Tierra: Esto no me funciona. Tú me lastimas.
Agua: Esta es mi experiencia. Me siento herido.
Aire: ¿Cuál es tu experiencia? Te reconozco.
Fuego: Me experimento desde mí. Directamente experimento cómo te lastimé y nadie tiene que ser culpado por eso.

La manera en que te comunicas

Tierra: Informar. Habla de uno mismo.
Agua: Discutir. Escucha.
Aire: Conversar. Escucha.
Fuego: Dialogar. Habla del otro.

La manera en que conoces a alguien

Tierra: Introducción, datos de la persona. Enfocado, contenido.

Agua: Experiencias compartidas. Cosas en común, inversión de tiempo.

Aire: Identificación de las similitudes. Cuestionar, descubrir nuevas potencialidades.

Fuego: Aceptación del otro. Entusiasmo, amor, tomar en cuenta.

La manera en que tomas decisiones importantes

Tierra: Lista de datos. Identificar los pros y los contras. Atención a los pensamientos de los demás.

Agua: Relativa atención a los datos. Atención a las emociones y a los deseos de las personas.

Aire: Preguntar "¿qué pasaría?" expande el contexto. Atender las posibilidades y dejar ir los deseos.

Fuego: Encontrar el contexto adecuado. Toma de decisiones, atención al poder personal.

HORÓSCOPOS

Además de los elementos, hay tres cualidades que poseen todos los signos:

Cardinal: Representa el comienzo de una estación y el poder de la iniciación.

Sólido: Representa la mitad de la estación y el poder de sostener.

Mutable: Representa el final de la estación y el poder del cambio.

Aries. Fuego cardinal. Tu poder está en el hecho de que puedes iniciar y tomar acción (fuego). Tu éxito requiere que inicies y dirijas tu energía hacia tus metas. Necesitas liberar el fuego para poder ser un líder (cardinal), de ti mismo y de los otros.

Tauro. Tierra sólida. Tu poder está en la estabilidad (tierra) y en la paciencia y en el hecho de que puedes sostener (sólido) un esfuerzo durante largos periodos de tiempo. Necesitas conectarte con tus sentidos y sentirte firme (tierra sólida) en cuestiones que tengan que ver con tus talentos, tus valores y tus finanzas.

Géminis. Aire mutable. Tu poder consiste en tu habilidad de ajustarte (mutable) y comunicarte (aire) en cualquier situación cambiante. Si improvisas (mutable) y usas tu inteligencia (aire), podrás llevar a buen puerto tus aspiraciones.

Cáncer. Agua cardinal. Tu poder consiste en iniciar (cardinal) los procesos emocionales (agua). Eres generoso (cardinal) y te gusta dar. Para sacar todo tu potencial necesitas dar vida (cardinal) a las situaciones, a las personas o a los proyectos que te nutren (agua).

♌ Leo. Fuego sólido. Tu poder proviene de la perseverancia (sólido) en acción (fuego). Puedes llegar a ser famoso y respetado en tus círculos sociales si mantienes, con benevolencia, tu enfoque (sólido) y tu fuerza creativa (fuego) en tu meta.

♍ Virgo. Tierra mutable. Tu poder surge de tu habilidad para editar, ajustar y arreglar (mutable) situaciones para que la vida sea más eficiente y más efectiva (tierra). Tu potencial estará más completo si también tomas en cuenta las situaciones y los puntos de vista de los demás.

♎ Libra. Aire cardinal. Tu poder consiste en iniciar (cardinal) la comunicación (aire). Esta habilidad te provee sabiduría sobre las relaciones humanas y la justicia. Eres diplomático y sabes cómo comunicarte para obtener lo que quieres y alcanzar tus objetivos. Eres buen líder de ideas y visiones.

♏ Escorpión. Agua sólida. Tu poder en las relaciones proviene de tu habilidad de permanecer (sólido) intensamente en tu emoción y en tu intimidad (agua). Puedes ser exitoso si te permites ser vulnerable, sanar y que te sanen, y si vas a fondo (sólido) en la esencia de las emociones (agua), motivando a los demás.

♐ Sagitario. Fuego mutable. Tu poder surge de tu capacidad de propagar (mutable) filosofías, ideas, sistemas de creencias (fuego), especialmente cuando imprimes entusiasmo y optimismo. Eres bueno para enseñar, aprender y ajustar (mutable) las actitudes negativas y las acciones (fuego) de los otros.

♑ Capricornio. Tierra cardinal. Tu poder radica en echar a andar proyectos (cardinal), y en el uso de aplicaciones prácticas de talentos, bienes y recursos (tierra). Vives el plan de negocios en tu signo. Tu éxito depende de qué tan definitiva sea tu meta (cardinal) y de practicar la paciencia y la disciplina (tierra).

♒ Acuario. Aire sólido. Tu poder proviene de tu consistencia y tu estabilidad (sólido) con tu comunidad y con tus amigos (aire). Eres el pilar (sólido) de un amplio grupo de personas (aire). Tu éxito proviene de crear ideas innovadoras, divertidas y futuristas (aire).

♓ Piscis. Agua mutable. Tu poder se deriva de tu capacidad de mejorar tu vida y de generar un cambio (mutable) vía la imaginación, el misticismo y la compasión (agua). Puedes cultivar el éxito con tu sensibilidad acerca de los estados emocionales (agua) de otros. Los sueños y las fantasías (agua) te sirven para crear la vida que quieres.

Ya vimos cómo funciona cada elemento en nuestra personalidad. Ahora veamos cómo cada uno de ellos representa una parte de nosotros: la tierra, el cuerpo físico; el aire, la mente; el agua, las emociones; el fuego, el cuerpo energético y la energía sexual, y el éter, la realidad energética, nuestra conciencia y nuestra espiritualidad.

En los siguientes capítulos descubriremos cómo funciona cada elemento y los detalles de sus propiedades para que tengas las herramientas de cuidado personal que necesitas para que suceda la transformación.

Aquí compartiré diferentes ejercicios que puedes realizar para atraer más de estos elementos en tu vida y para que los utilices con el fin de crear las experiencias que deseas vivir.

También tendrás la oportunidad de aprender a conectarte con la naturaleza y usar los elementos que el planeta nos proporciona para apoyar tu alquimia personal.

LA ALQUIMIA ES EL ARTE DE LA TRANSFORMACIÓN CONSCIENTE

¿Cuántos de nosotros sufrimos porque no podemos desarrollar nuestro potencial puro, por no poder realizar nuestros proyectos? ¿Cuántos de nosotros sentimos esa tensión en nuestras vidas? La alquimia nos revela una forma diferente de cultivar esta tensión y de usarla a nuestro favor.

Heráclito dijo: "Nunca puedes nadar en el mismo río dos veces", lo cual significa que la transformación es la base del cosmos. Aunque puede suceder de diferentes formas, los alquimistas conocían el secreto de hacer que los cuatro elementos (tierra, aire, fuego, agua) trabajaran en armonía para propiciar la transformación. A esto le llamaban "mandala de los elementos".

Con este mandala podremos aprender a reconocer los patrones elementales de nuestras vidas y la manera en que nuestra conciencia está situada en el mundo interno y externo. Es una herramienta para transformar nuestra conciencia, pues nos ayuda a observar dónde estamos, volvernos más flexibles, expandirnos más allá de nuestros límites que percibimos, e integrar los cambios en nuestro ser, como si fuéramos nuestro propio laboratorio. Nos invita a ser creadores de nuestra propia transformación y de la del mundo. También es una herramienta para entender los misterios que ocurren en nosotros y a nuestro alrededor.

Los elementos son patrones que nos ayudan a entender la naturaleza de nuestro ser y de la que nos rodea, y también nos ayudan a que podamos aplicar la transformación. Los elementos trabajan en conjunto por naturaleza. Ninguno puede funcionar por sí solo: la tierra existe gracias al agua; el agua se mueve por el aire y el fuego de igual forma se mueve por el aire, se apaga con el agua y quema la tierra para que crezcan nuevas cosas. Por eso el quinto elemento es importante, ya que es la conciencia. Traer la conciencia y crear más espacio en nuestro ser es la base para que la transformación suceda. Este mandala, además, nos ayuda a mejorar la comunicación con las personas y a crear una comunidad sana, ya que de ese modo entenderemos con mayor profundidad las diferentes naturalezas del ser humano. Como cualquier herramienta esotérica, se necesita el conocimiento y la constancia de este mandala para transformarnos. La utilizo como una metáfora de los diferentes aspectos que necesitamos para lograr más armonía en nuestra vida. Uso este mandala y lo describo en forma práctica para que el proceso de transformación sea más fácil y divertido.

Los invito a explorar la naturaleza de mente, cuerpo, espíritu, emociones y energía del ser humano, para crear más conciencia de quiénes somos, qué queremos y qué podemos hacer para tener la vida que queremos vivir y las experiencias que deseamos.

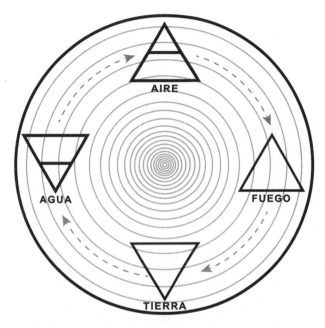

Tierra. Al utilizar el mandala en tierra podremos darle sentido al mundo y procurar que haya cierto orden. Nos alivia del miedo hacia lo desconocido. Ayuda a que nuestra conciencia pueda tomar, solidificar y sobrepasar las resistencias para abrir nuestra mente.

Agua. Si utilizamos este elemento iremos más allá de la clasificación y permitiremos que nuestra conciencia sea más participativa. Observaremos y reconoceremos que los resultados no son necesariamente correctos o incorrectos. Sólo sentiremos las cosas que ya no hacen sentido. En este estado podremos comenzar a moldear la solidez que nos da la tierra.

Aire. Este elemento propicia que esa conexión y ese modelaje que hicimos con el agua y la tierra se expanda a las múltiples posibilidades. Ya no hay bueno o malo, cierto o falso; ya no hay contexto, sólo posibilidad. El aire, con esta nueva apertura, regresa a la tierra para darle solidez, y al agua, para moldear o integrar esta nueva elección. El aire nos da más claridad de conciencia.

Fuego. Es la unión del mundo externo con el mundo interno. Ese cambio que hiciste dentro de ti lo pondrás en acción. Nuestra conciencia comienza a expandirse y contiene las múltiples posibilidades juntas, sin ser arbitraria y elegir una u otra. Uno sabe qué quiere y hace lo mejor en ese momento. En el mandala, este elemento es el más complejo, ya que regular nuestro temperamento es uno de los trabajos más profundos que podemos hacer.

5

Tierra

La tierra es la base, el centro, la madre de todas las cosas y de todos los elementos. Está asociada con las cualidades densas y materiales, y con los aspectos sensuales de la vida y la muerte. La tierra se trabaja por etapas.

Primero la preparamos, plantamos la semilla, cosechamos y finalmente recibimos los frutos. Lo mismo ocurre en nuestra transformación. En este plano es donde vivimos y suceden las cosas. Este elemento es el que nos da la estabilidad, la sabiduría, la fuerza necesaria para manifestar lo que queremos. La tierra es la creadora de los límites para que el agua (emociones) se mueva y está regida por la gravedad. Este elemento es el más apegado a la realidad, ya que es el que nos ayuda a mantener nuestras necesidades básicas cubiertas: alimento, sexo, hidratación, sueño y habitación; lo que necesitamos para sobrevivir como especie. La vida se ha vuelto más complicada de lo que en realidad es porque la sociedad nos ha hecho sentir que necesitamos más de lo que nuestro cuerpo requiere.

La representación de la tierra en nuestro ser es el cuerpo físico, el cual tiene que satisfacer muchas necesidades para que pueda funcionar de manera adecuada. Hay que cuidarlo, nutrirlo, conocer sus límites para no lastimarlo, y también necesita estabilidad para que funcione adecuadamente.

Muchas de sus acciones se realizan por inercia. La inercia es la tendencia del cuerpo a oponerse a cualquier cambio de su estado de reposo o movimiento. Esa es su naturaleza. Por eso, cuando queremos crear algún nuevo hábito para mejorar nuestra calidad de vida, ya sea dejar los lácteos, comer más verduras, ayunar, dejar de tomar alcohol, nuestro cuerpo se resiste a hacerlo porque está acostumbrado a trabajar por inercia. Por eso se recomiendan veintiún días para cambiar cualquier hábito relacionado con el cuerpo físico. Esto incluye alimentación, ejercicio, alguna adicción.

Nuestro cuerpo es una máquina perfecta en la que todo está funcionando sin necesidad de que hagamos nada. Respiramos, digerimos, nuestro corazón late cada segundo; no tenemos que esforzarnos para lograr que eso suceda. Lo importante es saber qué hace cada sistema y cómo, a través de nuestras acciones, podemos ayudar a que su funcionamiento sea más natural y adecuado.

Cuando somos niños nuestro cuerpo funciona de manera más orgánica, pero a medida que crecemos y nuestras decisiones en cuanto a lo que comemos, el tiempo que dormimos, la cantidad de agua que tomamos, el estrés, los tóxicos que nos rodean y lo que metemos a nuestro cuerpo lo va afectando, hace que sea más lento o que no funcione de manera apropiada, como la naturaleza lo creó.

Por eso todos estos aspectos son muy importantes para que nuestro cuerpo funcione bien y no lo dañemos. Aceptar que también con la edad y con nuestras decisiones lo afectamos es parte de este aprendizaje. Todo lo que hacemos o no, tiene un impacto en él.

A continuación vamos a conocer la función de los once sistemas de nuestro organismo, cómo los afectamos con nuestro estilo de vida y cómo podemos mantenerlo fuerte y sano.

Hay que cuidar estos sistemas con mucho empeño. Podemos ayudarlo con alimentación sana, ejercicio, relajación, hidratación y descanso. Si quieres una guía más específica, te recomiendo consultar mi libro *El arte de la vida sana*.

LOS SISTEMAS

Sistema circulatorio

Se centra en mover la sangre, los nutrientes, el oxígeno, el dióxido de carbono y las hormonas alrededor del cuerpo. Está formado por arterias, vasos sanguíneos y venas.

> (✗) *Lo afectamos:* comiendo comida chatarra, con nuestra vida sedentaria, fumando, por falta de minerales.

> (✓) *Lo mantenemos:* haciendo ejercicio, con buena oxigenación, con una nutrición sana y con ejercicios de respiración.

Sistema linfático

Activa las defensas del cuerpo y recolecta un fluido, producto de la digestión de las grasas de los alimentos, que se elimina en el sudor o en la orina. Sus nodos linfáticos crean y mueven la linfa, un fluido claro que contiene glóbulos blancos de la sangre que ayudan al cuerpo a luchar contra las infecciones. Está compuesto por los nodos linfáticos, los ganglios, el bazo, el timo, la linfa y los tejidos linfáticos (como las amígdalas y la médula ósea).

(✗) *Lo afectamos:* con falta de líquido en el cuerpo, por consumo de grasas tóxicas, exceso de azúcar, harinas y alcohol, y por falta de ejercicio.

(✓) *Lo mantenemos:* con buena hidratación, consumo de grasas buenas, comida sana, ejercicio, masajes y yoga.

Sistema reproductor

Este sistema lleva a cabo la reproducción y la salud sexual. El masculino incluye el pene y los testículos (esperma), y el femenino, la vagina, el útero y los ovarios (óvulos).

(✗) *Lo afectamos:* consumiendo harinas refinadas, azúcar refinada, alcohol y exceso de carbohidratos; por bloqueos energéticos y por sentimiento de culpa en la sexualidad, y por contacto con cremas o textiles tóxicos que afectan los órganos genitales.

(✓) *Lo mantenemos:* con buena alimentación, haciendo circular la energía, viviendo la sexualidad sin culpa ni vergüenza, cuidando los órganos genitales con textiles como el algodón en la ropa interior, y con aceites naturales y lubricantes orgánicos.

Sistema urinario

Elimina los desechos del cuerpo a través de la orina. Está formado por dos riñones, la vejiga, dos esfínteres y la uretra.

(✗) *Lo afectamos:* por falta de hidratación, por consumo de refrescos y por exceso de alcohol.

(✓) *Lo mantenemos:* tomando agua, té y jugos naturales, y manteniendo el hígado libre de tóxicos.

Sistema muscular

Permite que el esqueleto se mueva, se mantenga estable y dé forma al cuerpo. Protege el buen funcionamiento del sistema digestivo y de otros órganos vitales. Está formado por 650 músculos.

(✗) *Lo afectamos:* con vida sedentaria, falta de flexibilidad, lesiones no tratadas, ausencia de proteína.

(✓) *Lo mantenemos:* con ejercicio cardiovascular y de fuerza, con yoga, danza y estiramientos, y con consumo de proteína, aminoácidos esenciales y suplementos para las articulaciones.

Sistema óseo

Nos da apoyo estructural y protege nuestros órganos internos mediante los huesos.

(✗) *Lo afectamos:* con una deficiente alimentación, con la vida sedentaria y por falta de minerales.

> (✓) *Lo mantenemos:* con buena alimentación, con ejercicios y con buena mineralización, consumiendo verduras y superalimentos como espirulina, alga azul marina, cáñamo, etcétera.

Sistema respiratorio

Nos permite tomar oxígeno y expulsar bióxido de carbono mediante la respiración. Transporta el oxígeno a la sangre. Está compuesto por la tráquea, el diafragma y los pulmones.

> (✗) *Lo afectamos:* por contaminación, por fumar y por malos hábitos de respiración.

> (✓) *Lo mantenemos:* con técnicas de respiración adecuadas.

Sistema nervioso

Controla las acciones voluntarias (movimiento consciente) y las involuntarias (respiración) de nuestro cuerpo. Envía señales a las diversas partes del cuerpo. Incluye el cerebro y la espina dorsal.

> (✗) *Lo afectamos:* con estrés, con malos hábitos, por falta de sueño y por problemas neurológicos y de la espina dorsal.

> (✓) *Lo mantenemos:* con técnicas de relajación, meditación y yoga, y con nutrición para el cerebro, especialmente mediante aminoácidos esenciales y omega 3.

Sistema endocrino

Produce hormonas que son liberadas a la sangre y que regulan algunas funciones del cuerpo como el estado de ánimo, el crecimiento, el metabolismo y la función sexual. Son ocho glándulas principales: testículos, ovarios, páncreas, glándula adrenal, timo, tiroides, pituitaria y pineal.

✗ *Lo afectamos:* con comida chatarra, por estrés, emociones tóxicas, represión de la energía sexual y bloqueos en el cuerpo energético.

✓ *Lo mantenemos:* con relajación, alimentos sanos y herbolaria, con inteligencia emocional, sexualidad sana, terapias o ejercicios energéticos y meditación.

Sistema digestivo

Lo componen la boca, el esófago, el estómago, el intestino grueso y el delgado, el recto y el ano.

Es de suma importancia, ya que lo que ocurre en el proceso de digestión es la transformación y la absorción de los alimentos por las células del organismo. Su función es transportar los alimentos, la secreción de los jugos digestivos, la absorción de los nutrientes y el desecho de los residuos. Aquí se localiza 70% del sistema inmunológico y 80% de la producción de serotonina, que es una de las hormonas que mantienen en balance al sistema neurológico. Este sistema es el lugar donde se desata la inflamación, donde procesamos las toxinas y donde tomamos todo lo que necesitamos para sobrevivir, mantener la salud y conservarnos longevos. Tenemos que cuidarlo muy bien para prevenir enfermedades y ser saludables.

(✗) *Lo afectamos:* con la alimentación a base de comida chatarra, harinas y azúcar, con exceso de proteína y grasas no sanas, por parásitos, virus, bacterias, infecciones y exceso de toxinas.

(✓) *Lo mantenemos:* con alimentación sana y suplementos como enzimas y probióticos, y con buena digestión.

Sistema inmunológico

Consta de una serie de órganos, tejidos y células ampliamente repartidos en todo el cuerpo. Incluye los nodos linfáticos, el bazo, la médula ósea, los linfocitos, el timo, los leucocitos y los glóbulos blancos de la sangre. El 70% está localizado en nuestro intestino y en nuestro sistema digestivo.

Constituye la defensa natural contra los ataques del cuerpo de virus, bacterias, células patógenas y cancerosas e infecciones. Para que el sistema reaccione y produzca una respuesta autoinmune necesita físicamente ver al enemigo y conectarse con esas moléculas para formar la respuesta.

Este sistema es el equipo de seguridad que nos defiende. Si lo tenemos bajo, podemos experimentar enfermedades con más frecuencia, desde gripas, problemas digestivos y otros problemas relacionados con la inflamación.

(X) *Lo afectamos:* cuando el sistema digestivo no funciona más, por falta de sueño y estrés, por excesos y falta de ejercicio.

(✓) *Lo mantenemos:* con buena alimentación, descanso, relajación adecuada, con suplementos como hongos medicinales y cúrcuma.

CONÉCTATE CON TU CUERPO

La vida que llevamos ahora está muy enfocada en la mente. Nos hemos desconectado mucho de nuestro cuerpo, el cual necesita mucha atención. La mayoría de las enfermedades son causadas por no estar en sintonía con él. El cuerpo es muy sabio: nos avisa cuando necesita atención y lo hace a través de sensaciones. Nuestro cuerpo nos manda señales todos los días en formas muy sutiles, pero como estamos tan absortos en nuestra mente o en nuestras emociones, no lo notamos. Entonces avisa con sensaciones más fuertes como dolores o síntomas para que entendamos sus necesidades y le demos lo que requiere.

Tenemos que escuchar a nuestro cuerpo y aprender a descifrar sus señales antes de que provoque una enfermedad o un dolor. Por eso la alimentación sana y los protocolos de desintoxicación son tan importantes. Lo que hacemos cuando nuestro cuerpo está limpio es darle más espacio para que manifieste lo que necesita de una forma sutil. Eso aumenta nuestra sensibilidad. En mi experiencia, me he convertido una persona muy sensible corporalmente; percibo sensaciones muy tenues que me avisan qué está pasando en mi cuerpo y lo que éste necesita. Puede ser un poco incómodo, porque ya no puedo ignorar lo que mi cuerpo me dice. Si tomo un sorbo de algún líquido, ya sé si le cae bien o mal. Si realizo cualquier actividad y movimiento sutil, sé si le sienta mal o bien. Lo anterior puede ser un poco difícil, ya que estoy consciente de mi cuerpo la mayor parte del tiempo. A la vez tengo un gran regalo: la prevención. Al honrar la sensación del momento, podemos ajustar o modificar nuestra alimentación, hacer ejercicio o relajarnos para dar a nuestro cuerpo lo que necesita. Cuando lo haces, tu cuerpo lo agradece y ya no tiene que mostrar síntomas más fuertes. La mayoría de las personas está tan desconectada de su cuerpo que ya no tiene tiempo de prevenir; empujan la máquina y repentinamente tienen diagnósticos de enfermedades fatales porque nunca lograron experimentar los síntomas que avisaban de un mal. Mientras más limpio estés podrás escuchar mejor y prevenir enfermedades graves.

Así como despertamos esta capacidad de escuchar al cuerpo y prevenir enfermedades, también podemos abrirlo al placer. A tu cuerpo le gusta el placer y prospera cuando está descansado, cuando se ha movido y está relajado. En este estado tu cuerpo se abre como una flor y está más receptivo no sólo al placer físico, sino también al bienestar emocional, mental y energético.

Sensualidad

La sensualidad es la capacidad de vivir la vida con el desarrollo completo de nuestros sentidos, los cuales se agudizan y perciben mucho mejor el mundo cuando nos sentimos bien. Si estamos descansados, relajados y nos alimentamos sanamente, abrimos espacio para que la percepción sea mayor.

Tal vez si ya hiciste un *detox* de jugos, te habrás dado cuenta de que los primeros días salen todos esos avisos de las partes de tu cuerpo que necesitan atención. El quinto día comienzas a ver con más claridad: los colores brillan con más intensidad. Tu olfato se agudiza: puedes oler las fragancias de la naturaleza e incluso los tóxicos en la calle o los que se utilizan para limpiar tu casa o tu ropa. Todo te sabe mejor: los alimentos sin tanto sazón los disfrutas y los alimentos procesados te saben horrible. Oyes con más claridad y estás más receptivo al escuchar a los demás; los sonidos de cláxones, patrullas o caos te molestan. Tu habilidad de sentir es más sutil y no necesitas tanta estimulación: un pequeño roce de tu blusa o el viento tocando tu cabello se sienten con plenitud. Los abrazos muy fuertes o los movimientos violentos te desagradan. Lo anterior te da una pauta de que la naturaleza prospera con el bienestar y con el placer.

Una de las herramientas que más me ha ayudado a conectarme con mi cuerpo son las artes del amor de la filosofía tántrica. Con ella aprendí a establecer contacto con mi sensualidad desde un espacio de apertura y de bienestar. El tantra nos proporciona herramientas y ejercicios para potencializar nuestros sentidos y vivir la vida con más naturalidad. Si quieres saber más de estas técnicas, consulta mi libro *Del punto A al punto G.*

Nuestra naturaleza se basa en sentirnos bien, y en tratar a nuestro cuerpo como la gente consciente trata a la naturaleza. Por ejemplo: si tienes una rosa en tus manos, acaricias sus pétalos suavemente y no la aplastas ni haces fuerza sobre ella porque podría romperse. Conectar con nuestra parte sensual es lo que más nos conecta con el elemento tierra.

Procura realizar actividades que te den placer a través de tus sentidos todos los días. Puede ser tomar un té caliente en un día frío, darte un baño de tina, disfrutar un masaje, saborear un buen chocolate o deleitarte con comida sana y rica.

El tacto

El tacto es la herramienta con la que logramos conectarnos con nuestro cuerpo en un instante. Si estás viviendo en tu cabeza, percibe cuando alguien te toca: ¿qué sucede? Muchas veces te saca de onda porque estabas en tu burbuja mental y te regresa al cuerpo; otras, automáticamente sientes que te relajas. El tacto es bellísimo: causa placer, relajación y te conecta con el elemento tierra. El tacto, además, activa tus neurotransmisores del bienestar. La mayoría crecimos en los brazos de nuestra madre. Este abrazo activó la oxitocina, que es la hormona de la conexión y el bienestar. Cuando tenemos activa esta hormona, automáticamente nos sentimos bien y seguros.

Los seres humanos necesitamos la conexión para prosperar. Podemos platicar con los amigos, divertirnos o salir, pero algo en el fondo se siente ligeramente vacío, y es la falta de esta hormona que es tan importante para la conexión humana. Por eso los abrazos de más de un minuto, o el famoso cuchareo, se sienten tan bien porque nos conectan con el cuerpo.

Las hormonas se liberan provocando bienestar, abren tu corazón, crean más espacio en tu cuerpo y te conectan con las otras personas. Desgraciadamente, al tacto se le ha dado una connotación de que está bien tocar si eres familiar o si estás involucrado a nivel romántico con alguien, y está mal si ocurre fuera de este contexto, ya que entonces es puramente sexual. Eso es incorrecto. El tacto nos ayuda a prosperar y a sentirnos bien, que es lo que todos queremos. Un abrazo, tomar la mano a alguien, besar la mejilla de las personas son muestras de cariño que nos ayudarán a sentir bienestar.

Experimenta, comunicándole a tus amigos tu intención de darles un abrazo o tomarlos de la mano. Si están de acuerdo, hazlo. Es muy importante, debido a la moralidad relacionada con este tema, que ambas partes den consentimiento de conectarse con el tacto.

Los límites son importantes en este ámbito, de acuerdo con la naturaleza de la conexión de la persona con la que compartas esa experiencia. Es importante, primero, comunicar tu intención, si quieres darle un abrazo largo, tomarle la mano o cucharear, e incluso si quieres tener un momento más sensual o un masaje.

En mi vida personal recurro mucho al tacto, porque siendo aire me conecto con mi cuerpo y disfruto mucho la sensualidad. Tener una relación con mis amistades en la que el tacto forme parte es esencial para cubrir mis necesidades de bienestar y conexión. Con algunos amigos sólo es una cuestión amistosa, con límites muy bien establecidos y sin ninguna connotación sexual. Lo pido incluso con las palabras exactas: "Necesito un poco de oxitocina". Esto nos da mucha risa, lo que rompe el hielo. Y es claro que en realidad a veces esto es lo único que queremos. En algunas ocasiones surge la necesidad de conectar en un contexto más sensual e incluso sexual, pero esta intención debe comunicarse antes de que suceda.

Identifica cuál es la naturaleza de la conexión con tu círculo de amigos y abre las posibilidades a tu ser, teniendo en cuenta que lo que necesitas es el tacto, o conectar con la sexualidad, aunque esto último no significa que estés involucrado en una relación romántica. Explora este regalo maravilloso del tocar y ser tocado.

El sueño

Dormir adecuadamente desempeña un papel muy importante en tu salud. Protege tu salud física, tu calidad de vida y tu seguridad. El sueño ayuda a reparar y a sanar tu corazón y tus venas. Durante la noche limpiamos y desintoxicamos el exceso de toxinas de nuestro organismo. Según el ayurveda, el hígado —el órgano más importante para eliminar las toxinas—, trabaja a partir de la medianoche. Por eso es recomendable dormir temprano.

Afecta cómo reaccionas a la insulina que regula tus niveles de glucosa en la sangre, creando niveles altos de azúcar, lo cual genera diabetes. El sistema inmunológico se vuelve más fuerte a la hora del sueño y ayuda a defenderte de sustancias que te puedan hacer daño. No dormir bien de manera regular también afecta a tu organismo a la hora de combatir una infección.

La falta de sueño incrementa tus riegos de padecer problemas cardiacos, insuficiencia renal, presión arterial alta y ataques al corazón. También fomenta la obesidad, ya que regula el balance hormonal que te hace sentir con hambre o satisfecho a la hora de alimentarte. Si no duermes lo suficiente, tu nivel de hormonas se incrementa y provoca más hambre de la que tienes en realidad, haciendo que comas más. Lo más recomendable para mantener la salud de tu cuerpo es dormir de seis a ocho horas al día.

Dormir apropiadamente propicia que tu cerebro funcione con todo su potencial. Durante las noches, el cerebro crea nuevos canales que te ayudan a aprender y a recordar la información. Muchos estudios aseguran que dormir ayuda a poner más atención, a tomar mejores decisiones y a ser más creativo.

La falta de sueño altera la actividad de algunas partes de tu cerebro, lo que produce confusión al tomar decisiones y la capacidad de resolver problemas, así como provoca depresión y problemas neurológicos.

El ejercicio

El ejercicio es esencial para la salud. Por nuestra naturaleza, el cuerpo necesita estar en constante movimiento. Observa a los niños: no pueden estar sentados por mucho tiempo: se levantan, bailan, brincan y regresan a su lugar. Desde pequeños, la sociedad nos ha sometido a estar sentados, lo cual ha creado la idea de que eso es normal. Pero en realidad lo que necesitamos es movernos, pues la vida sedentaria causa muchos problemas de salud.

El ejercicio no sólo nos ayuda a mantenernos esbeltos y fuertes, sino también a que nuestros órganos funcionen adecuadamente, a que nuestro esqueleto sea movible y a mantener nuestra salud.

El ejercicio es igual de importante que la alimentación y llevarlo a cabo mínimo cinco veces a la semana durante veinte minutos nos mantendrá sanos. Es una herramienta para conectar con la tierra. No me refiero a tu rutina diaria, ya que muchas veces ya estás tan acostumbrado a hacer lo mismo que tu cuerpo se mueve en automático y regresas a la mente. Muévete de una forma que no sea tan común, ya sea realizar caminatas, andar en bicicleta, nadar, hacer pilates, etcétera. Elige un ejercicio nuevo y que oriente tu atención hacia tu cuerpo. Siente qué partes estás trabajando, cuáles no se sienten y percibe todas las sensaciones de ese ejercicio. Ya que aprendas a sintonizarte con tu cuerpo de manera total, puedes practicar esta misma intención en tu rutina diaria. El ejercicio es un momento para estar con nuestros cuerpos. La respiración y el movimiento nos sintonizan con él, así que si te das cuenta de que de nuevo llevas tu atención a la mente o a las emociones, regresa al cuerpo.

Muchas veces también nos desconectamos al hacer ejercicio con alguien, porque llevamos nuestra atención a la plática. Si disfrutas hacerlo así, de vez en cuando lleva tu respiración y tu atención al cuerpo.

La relajación

El estrés es la reacción de tu cuerpo a situaciones de peligro, ya sean reales o ilusorias. Cuando te sientes en peligro, ya dijimos que tu cerebro reptiliano se activa y produce una reacción química que también afecta físicamente tu cuerpo.

Sus síntomas son: baja energía, dolores de cabeza, problemas estomacales como diarrea, estreñimiento y náusea, dolores musculares, insomnio, gripas frecuentes, dolor de pecho, arritmia, taquicardia, pérdida del deseo sexual, ansiedad, nerviosismo, problemas para digerir, boca seca y tensión en la mandíbula.

A nivel cerebral, el estrés crónico hace que tu córtex frontal no funcione adecuadamente. La relajación facilita que esta parte del cerebro trabaje de manera óptima, lo que ayuda a tu memoria, al proceso de aprender y a tomar mejores decisiones.

Asimismo, la relajación te ayuda a combatir la depresión, ya que balancea las hormonas, en especial el cortisol, que se relaciona con el estrés.

La importancia de la relajación tiene que ver, precisamente, con que desactiva esa parte del cerebro y ayuda a encontrar la calma, ya sea después de un peligro real o en prevención de los síntomas cuando estás preocupado o con miedo.

La relajación es una de las claves de la salud y tiene múltiples beneficios. Reduce los riesgos de contraer una gripa, baja las probabilidades de sufrir un ataque al corazón y hace que éste funcione apropiadamente. Previene el acné y los salpullidos, retarda el cáncer de mama y ayuda al sistema muscular. Asimismo, rejuvenece, balancea y tranquiliza tu sistema nervioso y, como consecuencia, a tu cerebro.

Podemos encontrar la relajación fijándonos una intención. Caminar en la naturaleza, ir a un spa, realizar ejercicios de respiración, meditar, hacer yoga y bailar, son sólo algunas de las actividades que puedes hacer para relajarte. En esta alquimia podemos usar cualquiera de las meditaciones de cualquier elemento para esta intención específica.

El siguiente ejercicio es excelente para relajarte en momentos de estrés y cuando necesites sentirte más aterrizado para tomar decisiones. Te ayuda a salirte de la mente y conectarte más con la tierra, con el presente:

1. Acuéstate en el piso. Separa los pies al ancho de las caderas y permite que caigan ligeramente hacia afuera. Coloca tus manos al lado de tus caderas con un breve espacio entre ellos, las palmas de las manos mirando hacia arriba. Lleva ligeramente la barbilla hacia el pecho. Ábrelo y recarga todo tu peso en el piso. Ésta es la postura de *Shavasana* o del cadáver. En el yoga se utiliza para integrar nuestra práctica. En este caso, vamos a usarla con el propósito de relajarnos.

2. Inhala y exhala un par de veces de manera natural y cambia el ritmo a una respiración más profunda.

3. Empieza llevando tu atención al cuerpo. Siente los pies, las piernas y las rodillas. Percibe sus sensaciones. Siente tu pelvis, tus caderas y tu pubis derritiéndose en el piso. Observa tu estómago, tu espalda baja y tus órganos

internos. Relájalos. Continúa con tu pecho, con tu espalda alta y con tus clavículas. Percibe su peso en el piso. Observa las sensaciones de tus hombros y de tu cuello. Recorre tus brazos y tus manos. Siente su pesadez. Sigue con tu cabeza, tu cráneo, tus ojos, tu nariz, tu boca y tu mandíbula. Relaja el entrecejo.

Observa tu cuerpo cada vez más pesado, como si la gravedad de la tierra te estuviera jalando. Inhala y exhala durante todo este tiempo por la nariz y profundamente.

Ya que terminaste de observar tu cuerpo y las sensaciones que experimentas, quédate un momento más percibiendo lo que sucede. Cuando ya te sientas relajado, mueve ligeramente los pies y las manos. Abre los ojos lentamente. Y listo.

Yoga

La tierra nos da estabilidad y calma nuestra mente. Para lograr expandir nuestro cuerpo, nuestras raíces deben estar bien plantadas. Como un árbol, no importa cuánto bailen sus ramas, se rompan o afronten desastres naturales, siempre está bien parado, conectado con la tierra y sin que nada afecte su raíz.

El 90% de nuestra actividad cerebral se realiza para que permanezcamos anclados en la gravedad. Si nuestra postura es eficiente, tendremos más energía para lo demás. El yoga, además de conectarte con el cuerpo, ayuda a este proceso. En esta práctica usamos los diferentes elementos. El elemento tierra lo puedes activar con las posturas que sirven para que encuentres balance y estabilidad. Practica *asanas* cómodas, pero hazlas en lugares poco comunes o que requieran un reto; por ejemplo: en el jardín, en la playa, etcétera. En la respiración, la exhalación debe ser dos cuentas más largas que la inhalación para que puedas encontrar esta conexión con la tierra.

Las siguientes son tres posturas que puedes practicar muy fácilmente en tu casa y que te ayudarán a conectarte con la tierra.

Dandasana. Esta postura te ayudará a sentir la conexión con la tierra y aumentará tu sentido de estar en tu centro.

1. Siéntate en el suelo con las piernas paralelas y estiradas, y el torso erguido.
2. Realiza dos o tres respiraciones profundas sintiendo el apoyo de la tierra.
3. Separa los dedos de los pies, flexionándolos hacia adentro, y conéctate con la energía muscular desde los pies hasta la cadera.
4. Gira las partes internas de los muslos hacia el piso, separando los isquiones.
5. Pon las manos a cada lado de la cadera en línea recta debajo de los hombros, preferiblemente sobre las puntas de los dedos para obtener la máxima apertura del pecho y extensión del torso.
6. Empuja el piso con los dedos de las manos.
7. Sal de la postura y relaja el cuerpo.

Purvottanasana. La combinación de empujar con tus manos y tus pies al mismo tiempo que arqueas tu cuerpo te ayudará a sentir estabilidad y balanceo.

1. Siéntate en el suelo con las piernas estiradas hacia adelante, las palmas de las manos apoyadas en el suelo a ambos lados de las caderas, y los dedos de las manos apuntando en dirección a los pies.

2. Flexiona ligeramente las rodillas y apoya las plantas de los pies en el suelo.

3. Exhalando, eleva del suelo la pelvis, al mismo tiempo que extiendes los codos y las rodillas. Los brazos deben quedar perpendiculares al suelo.

4. Estira el cuello y orienta tu mirada hacia el techo.

5. Permanece en la postura durante un minuto aproximadamente; después, flexiona los codos y las rodillas, y vuelve a descender la pelvis al suelo.

6. Descansa en *Shavasana*.

Balasana. Se le llama postura del niño pues conecta todo tu cuerpo con la tierra proporcionándole seguridad.

1. Arrodíllate en el suelo. Coloca juntos los dedos gordos y siéntate en los talones. A continuación, separa las rodillas casi al ancho de tus caderas.

2. Exhala y pon el torso hacia abajo entre tus muslos. Amplía el sacro a través de la parte posterior de tu pelvis y estrecha los puntos de la cadera hacia el ombligo, de modo que la apoyes sobre el interior de los muslos. Alarga el coxis de la parte posterior de la pelvis mientras levantas la base del cráneo de la parte posterior del cuello.

3. Coloca las manos en el suelo junto a tu torso, con las palmas hacia arriba, y deja descansar los hombros en el suelo. Siente cómo el peso de tus hombros estira toda la zona a través de tu espalda.

4. Para salir de esta postura, primero alarga el torso, y luego, con una inhalación, impulsa el coxis a medida que presionas hacia abajo y hacia la pelvis.

ALIMENTACIÓN

Por medio de la alimentación podemos crear más cualidades de la tierra en nuestro ser. Hay diferentes filosofías que trabajan con la alimentación de los elementos, como la teoría de los cinco elementos de China, entre otras. Tomé un poco de esta información y añadí los alimentos que, de acuerdo con mi experiencia y algunos estudios de la energética de la comida, ayudan a atraer los atributos de la tierra a nuestro cuerpo y a nuestra mente. En los siguientes capítulos también descubrirás los alimentos de cada elemento.

Tierra

Sabor: dulce.
Órganos: bazo y estómago.
Sentido: gusto.
Tejido: músculos.
Beneficio: ayuda a calmar los síntomas y neutraliza las toxinas; favorece a personas resecas, nerviosas y débiles, y calma la agresividad.
Colores: amarillo y naranja.
Hierbas: patchulli, moisés, nuez, plantas duras, plantas con raíces, regaliz.

Alimentos

Verduras de raíz, camote, papa, jengibre, zanahoria, col, pepino, chícharo, hongo reishi, frutas, uva, durazno, papaya, chirimoya, mango, plátano, coco, dátil y cacao.

Granos: amaranto, millet, maíz, arroz, trigo, trigo sarraceno, cebada y avena.

Proteína: carne.

Semillas y nueces: almendra, lenteja.

Endulzantes naturales: miel de abeja y miel de maple.

ENCUENTRA LA TIERRA EN TU RUTINA

1. Camina cinco minutos descalzo, ya sea sobre pasto, tierra o arena.
2. Coloca tu espalda contra un árbol o abrázalo; este ejercicio te recarga de energía y te ayuda a liberar el estrés.
3. Donde estés, párate unos minutos y lleva tu respiración de la nariz hasta las plantas de los pies, visualizando que baja hasta la tierra; hazlo tres veces.
4. Escucha música de percusiones o tambores.
5. Da un ligero masaje a alguna parte de tu cuerpo o del cuerpo de alguien más; sentir el tacto te ayudará a regresar a la tierra.

Agua

El agua es muy necesaria. Sin ella nada podría vivir. Sólo la tierra y el agua pueden traer vida. Se afirma que el agua fue el principio de todas las cosas y que es el elemento más potente por su maestría, en relación con los demás elementos. Es de energía femenina.

El agua está influida por la gravedad y se adapta a la forma de la tierra a su alrededor. El agua actúa de acuerdo con su entorno. Tiene el poder de absorber y siempre está en movimiento. Así son las emociones: su naturaleza es fluir, por eso sentimos malestar cuando nos quedamos estancados o reprimimos alguna emoción; como su naturaleza es el flujo, si la estancamos se desborda. A nivel emocional eso tiene que ver con sentirnos abrumados. Por eso las emociones influyen en nuestro cuerpo y muchas veces causan enfermedades somáticas.

Nuestro cuerpo está compuesto por 80% de agua, lo que significa que somos seres emocionales y que las emociones afectan a nuestro organismo. La tierra y el agua trabajan en conjunto y para que el agua fluya debemos sentir nuestras emociones. Lo importante es no identificarnos con ellas.

En la energía de este elemento está la esencia del amor y el magnetismo. El agua es un elemento femenino, de la emoción y del subconsciente. Con este elemento puedes purificarte, volverte más intuitivo y más compasivo. El agua ayuda, a través de las emociones, a establecer más conexión con la familia y los amigos. También simboliza emociones como el duelo, la ira, el miedo y la alegría. Debemos experimentarlas todas y permitirnos sentirlas para liberarnos de ellas o expandirlas y continuar nuestra transformación.

Ya vimos que la tierra (cuerpo) necesita cuidados para estar en armonía y bien nutrida. El agua (emociones) tiene otra forma de nutrición.

EMOCIONES

Las emociones son moléculas químicas que actúan dando órdenes a los circuitos del cuerpo. Son energías poderosas que organizan y cambian nuestras creencias, nuestros pensamientos y nuestros comportamientos. Son reacciones que representan modos de adaptación a determinados estímulos cuando percibimos un objeto, una persona, un lugar, un suceso o un recuerdo importante. La emoción es la variación profunda del ánimo, la cual puede ser agradable o penosa, y en ocasiones provocar cierta conmoción somática.

Las emociones desempeñan un papel fundamental en los procesos de la salud. En el aspecto psicológico, les permiten ordenar las respuestas de diversas estructuras biológicas; por ejemplo: las expresiones faciales, la voz, los músculos y el sistema endocrino que funcionan para definir un comportamiento óptimo del organismo.

Nos proporcionan la energía para resolver un problema o una actividad nueva. Digamos que son las señales de acción. Son como un compás que nos indica dónde estamos parados en el mundo, nuestras metas y nuestra visión. Actúan como resortes que nos impulsan a vivir con energía todos los días.

Tu habilidad para resolver problemas está relacionada directamente con experimentar todas las emociones, permitiéndoles que te informen de tus elecciones de cada momento. La forma en que nos comportamos, de acuerdo con cada emoción, puede ser innata: unas se aprenden por experiencia directa, pero la mayoría las aprendemos por observación de las personas.

En apariencia, nuestros sentidos nos enseñan el mundo como es realmente, pero lo que nos muestran a veces puede ser un truco. Por ejemplo, si escuchas una rola en el coche o en tu celular, también puedes escucharla en tu cabeza, pero obviamente no está ahí. Pasa igual con nuestras emociones. Muchos estudios científicos aseguran que las emociones se localizan en ciertas zonas del cerebro, sobre todo en la amígdala, pero al parecer no es así.

Cuando experimentamos enojo, felicidad, sorpresa y tristeza, nos identificamos con ellas como si fueran parte de nosotros. Esto implica que cada emoción tiene una esencia en nuestro cuerpo o en nuestro cerebro. Con el enojo alguien podría sentir que se le sube la presión arterial, que la temperatura de su cuerpo se torna más caliente. Si el enojo sólo se localizara en una parte del cuerpo, la forma en que lo experimentamos sería igual para todos. Pero no es así. Hay muchas formas como se expresa la ira; por ejemplo, yo lo siento como una llama caliente que sube por mi cuerpo hasta la garganta, que se cierra, y muchas veces lloro. En otras ocasiones grito y mi cuerpo siente calor.

Con el duelo se despiertan tus neuronas de la tristeza. A veces lo sientes en tu estómago y lloras; otras ocasiones, sientes que se te aprieta el corazón. Por su parte, el miedo hace que te palpite el corazón, que te congeles, y que no sepas qué hacer, o salgas corriendo.

Estas características son huellas únicas de cada emoción. Muchos científicos han enfocado sus estudios en probar este hecho en su afán de descubrir qué parte del cerebro se activa.

La neurociencia ha descubierto que las emociones no pertenecen a una sola parte del cerebro. Desde 2009 hay más de 30 artículos científicos que aseguran que el miedo nace en la amígdala, aunque sólo una cuarta parte de los análisis muestra que es así. La amígdala es donde se crea el estrés, pues es el sistema emocional inmediato que nos hace pelear, que volemos o que nos congelemos. La amígdala es muy importante, pero no sólo rige las emociones, sino también otras funciones mentales.

En un estudio reciente se descubrió que las emociones son construidas por un grupo de diferentes partes del cerebro que trabajan juntas. El cuerpo actúa de diversas formas de acuerdo con el contexto de las situaciones y expresa las emociones de distintas maneras. Todos somos únicos al expresar una emoción.

Estos estudios nos dan la pauta para saber que es natural expresar las emociones de diferente forma. Lo importante es sentirlas y liberarlas de manera natural, sin forzarlas.

En las terapias se ha utilizado mucho la liberación de las emociones. Yo abordo esta teoría en mi libro *Los colores del amor*. Creo que es funcional para alguien que no sabe expresar lo que siente; pero sí ya posees esa sabiduría lo mejor es permitir que las emociones salgan cuando sea necesario y no forzarlas a que se dirijan fuera de tu cuerpo.

Al sentir naturalmente es más fácil liberarlas y disolverlas. Cuando las forzamos, podemos volver a causar un trauma o activar el cerebro reptiliano que provocaría furia o agresión debido a que el cuerpo está siendo atacado emocionalmente.

Sentir es hermoso. Si nos nutrimos de emociones que sentimos y que aceptamos, si sabemos que al final de sentir ese duelo,
esa ira o esa tristeza vamos a sentirnos mejor, permitiremos que
el agua fluya. Es sano. Si reprimimos las emociones, nos forzamos a no sentir; si le damos más poder con historias a lo que
sentimos, al final será peor. Los sentimientos, las sensaciones y
las emociones son reales, pero su contenido no lo es.

Ya sabemos que en lo que enfocamos nuestra energía crea
nuestro presente y apoya nuestras acciones. Con las emociones
es muy parecido. Si nuestra atención se fija en el significado que
les damos, nos sentimos abandonados, rechazados o con miedo,
y eso produce más carga a lo que estamos sintiendo. Si no le
damos un significado, simplemente sentimos y dejamos que las
emociones fluyan de manera natural, el proceso será más rápido.

El bienestar emocional tiene que ver con sentir las emociones pero sin darles un porqué, esto es, un significado. Nuestra
mente es mucho más fuerte que nuestro cuerpo, que nuestro
corazón y que nuestra emoción. Si vamos por la vida cuestio-
nando por qué nos sentimos tristes o enojados, nos atoramos en
la búsqueda del significado que no tiene final. En cambio, si la
sentimos en su totalidad, esta emoción se disuelve.

¿Cuántas veces lloras, te sientes triste o enojado sin razón
alguna? Son emociones atoradas que necesitan un escape del
pasado, de historias que no tuvieron final.

La función de la emoción y el corazón es sentir, y si le concedemos una historia a lo que sentimos, esa emoción se magni-
fica, ya sea para bien o para mal. Por eso es tan importante ser
cuidadosos con el significado que le damos a las cosas. ¡Quién
no se siente bien después de sentir tristeza, llorar y ser abrazado!
¡Es una gran sensación de alivio! O cuando uno se enoja y grita,
después de lo cual también se siente mejor.

La alquimia de transformación tiende a liberar esas emociones y a propiciar pensamientos que nos hagan sentir bien, en busca de soluciones a nuestros problemas.

Hay diferentes términos relacionados con la emoción:

Afecto. Es la cualidad de un sentimiento: si es positivo o negativo para una persona.

Estado de ánimo. Es una actitud que se instala en una persona luego de tener una experiencia.

Temperamento. Son las características de una persona que la vuelven más o menos propensa a reaccionar de determinada forma ante un estímulo externo.

Sentimiento. Es la respuesta de una persona frente a una experiencia dada.

EMOCIONES BÁSICAS

Muchos estudios han clasificado seis emociones del comportamiento humano. El proceso que hemos llevado para lograr comunicarnos ha creado múltiples nuevos nombres de la misma emoción. Si tenemos claro cuáles son las esenciales, el significado que les demos es irrelevante. En los últimos años, el Instituto de Neurociencia y Psicología de Glasgow ha realizado un estudio mediante el cual se dieron cuenta de que en realidad sólo hay cuatro emociones primordiales: alegría, tristeza, miedo/sorpresa e ira/aversión. Este experimento asegura que las diferencias entre sorpresa y miedo, y entre ira y aversión, han evolucionado más por razones sociales que como consecuencia de nuestro sentido de supervivencia. Las emociones reales son las que nos ayudan a sobrevivir. El significado de supervivencia que le damos a las emociones es el que usamos para comunicar lo que está pasando. Nos conectamos con la historia y no con las emociones en sí. De éstas se derivan las emociones secundarias. Y a éstas voy a añadir el amor.

MIEDO

Hablamos de él en un capítulo anterior. Lo sentimos ante un peligro ya sea real o imaginario. Permite evitar un riesgo y actuar con precaución. Nos ayuda a sobrevivir. Nos invita a entender qué acciones tomar y cómo hacer un cambio, y nos apoya en nuestras visiones y en nuestras metas.

EMOCIONES SECUNDARIAS:

Horror: alarma, *shock*, terror, pánico, histeria, mortificación.
Nerviosismo: ansiedad, tensión, aprehensión, preocupación.

IRA

Aparece cuando las cosas no salen como queremos o cuando nos sentimos amenazados por algo o por alguien. Es nuestro sistema defensivo. También impulsa a resolver algún problema o cambiar una situación. Muchas veces, si siento enojo, actuaré para establecer mis límites. Nos da pasión y nos hace respetar quienes somos. La ira ayuda a darnos esa pasión cuando se transforma el significado. En el plano de la supervivencia era útil para hacerse respetar por la tribu.

AVERSIÓN

Disgusto o asco hacia lo que tenemos delante. Nos produce rechazo y solemos alejarnos de eso.

EMOCIONES SECUNDARIAS:

Irritación: agitación, agravamiento, queja, molestia, frustración.

Envidia: celos.

Furia: hostilidad, resentimiento, venganza, odio, enojo.

SORPRESA

Sentimos sobresalto ante un ruido fuerte, o frente a alguna situación inesperada. Esto nos ayuda a orientarnos ante algo nuevo o a activar nuestro sistema de supervivencia. Por ejemplo, si vamos manejando y se cruza un perro, activamos ese sistema del cerebro reptiliano que nos ayuda a no atropellarlo.

EMOCIONES SECUNDARIAS:

Asombro: maravillado, sorprendido.

ALEGRÍA

La sentimos cuando cumplimos algún deseo o conseguimos algo que queremos. Es agradable, nos da seguridad, energía y bienestar. Con esta emoción debemos tener en cuenta cuál es una gratificación instantánea y qué acción nos va a dar un beneficio perdurable.

EMOCIONES SECUNDARIAS:

Optimismo: deseo, esperanza.

Orgullo: triunfo.

Contentamiento: placer, gozo, disfrute, felicidad, satisfacción, éxtasis, euforia.

Entusiasmo: emocionado.

Alivio

TRISTEZA

Aparece ante la pérdida de algo importante. Nos motiva a pedir ayuda y nos hace vulnerables, lo cual nos orilla a ser más receptivos y más abiertos.

EMOCIONES SECUNDARIAS:

Desánimo: Depresión, falta de fe, melancolía, miseria, duelo, falta de esperanza.

Sufrimiento: herida, agonía.

Decepción: falta de placer.

Vergüenza: aislamiento, negligencia, rechazo, humillación, extrañamiento, fracaso.

AMOR

Es la energía del estar abiertos, del dar y recibir. La emoción del bienestar integral.

EMOCIONES SECUNDARIAS:

Afecto: adoración, atracción, ternura, compasión, sentimentalismo, afición, gusto.

Lujuria: deseo, pasión, enamoramiento, deseo sexual.

Anhelo: deseo, ansias, aspiración, apetencia, esperanza.

¿QUÉ ACTIVA LAS EMOCIONES?

Las emociones nos ayudan a actuar todos los días. Son el motor con la energía necesaria para tomar decisiones. Muchas emociones se activan por nuestros pensamientos y por nuestras creencias.

Nuestro diálogo interno, que la mayor parte del tiempo sucede en el subconsciente, las crea. En dicho subconsciente se encuentra la semilla de las creencias con las que operamos normalmente. Por eso, crear conciencia o traer la sombra a la luz es tan importante. Si nos volvemos observadores podemos empezar a ver qué sucede y decidir cómo responder ante las cosas.

Las situaciones externas, algunos eventos y determinadas personas pueden activar u oprimir ese botón que nos causa malestar, pero aquéllas no son las que causan este malestar. Las emociones son un reflejo de lo que uno piensa acerca de esa situación o de lo que pensamos de nosotros a la hora en que interactuamos con dichas situaciones.

Estar conscientes de este diálogo y de nuestros pensamientos nos ayudará a darnos cuenta de que tenemos el poder de proporcionar un significado a la emoción o de las elecciones que debemos tomar al sentirla.

Las prácticas espirituales nos enseñan que sólo escuchemos a nuestro corazón y que tomemos decisiones con base en lo que sentimos. Si lo hiciéramos así, nuestras acciones serían sumamente cambiantes. Hay un dicho que reza: "No hay que tomar decisiones permanentes basadas en emociones temporales". Es importante, primero, platicar con nuestra mente, después observar las sensaciones en nuestro cuerpo, que son las que nos envían mensajes acerca de qué emoción estamos experimentando, y finalmente la sentimos. Aprender a manejar esa emoción y a trabajar en conjunto con la mente nos ayudará a tomar elecciones más acertadas. La claridad está en nuestra mente, en lo que deseamos. Las emociones son un radar, pero son cambiantes y no son tan reales.

Nuestro cuerpo, a través de la sensación, nos avisa qué tipo de emoción experimentamos, pero en general estamos tan desconectados del cuerpo y tan enfocados en la mente, que muchas veces no sabemos distinguirla.

Por eso, a continuación ofrezco seis pasos que te ayudarán a crear más conciencia en relación con tus emociones. Estos pasos harán posible que puedas identificarlas y usarlas con inteligencia.

Proceso

Haz una lista de las situaciones que te conecten con alguna de estas emociones raíz. Identifica qué momentos te enfrentan a qué emoción en particular. Anota algunos ejemplos y te darás cuenta de que son situaciones similares. Cuando te confrontes con esa situación, simplemente obsérvala y continúa con el siguiente paso antes de actuar o de hablar. Va a llegar un punto en que esta observación ya es tan natural que el proceso se vuelve corto e incluso ese botón deja de existir.

Respira y aterriza

Cuando ya tengas identificado este botón, ya sea que estés solo, en medio de una discusión o debas tomar alguna decisión, aíslate por unos minutos. Respira profundamente de tres a cinco veces, hasta tu diafragma, hasta relajarte. Cierra los ojos un momento y visualiza que estás en un lugar seguro (puede ser la imagen estando con tu madre o frente a un paisaje de la naturaleza; lo que para ti signifique seguridad). Este momento te ayudará a que las hormonas del estrés se reduzcan y que tu cerebro reptiliano se apague.

Siente tus emociones y tus sentimientos

Ya que te sientes relajado y seguro, sin juzgar, observa qué emoción surge y las sensaciones que ha provocado en tu cuerpo. Identifica qué sensaciones físicas están ocurriendo. Respira y lleva las manos a la parte del cuerpo donde sientas la emoción. Hazlo sin juzgar y con amor. No trates de detener la emoción, ni de reprimirla ni de arreglarla. Simplemente siéntela. Si surgen lágrimas, llora. Si sientes miedo, experimenta ese apretón en el estómago. Esa emoción es parecida a la risa, pues cuando ésta surge, no importa dónde estemos, nos reímos porque hacerlo es socialmente aceptado. De igual forma permite que se expresen las otras emociones.

Acepta

Recuerda que tú no eres tus emociones, que éstas son energía del pasado, de experiencias, creencias y pensamientos. Confía en que cualquier emoción que aparezca podrás manejarla. Acepta que tú creaste estas emociones por tu diálogo interno y abre tu mente y tu corazón para escuchar al otro. Sé empático a puntos de vista diferentes. Busca cómo se puede instrumentar una solución al problema, y si no es posible, identifica qué acción puedes tomar para sentirte lo mejor posible contigo mismo. Cuídate a ti mismo ante cualquier situación.

Identifica

Ya con tranquilidad y con un nivel de conocimiento más profundo de las cosas podrás identificar qué pensamientos tuviste acerca de esa situación o de esa persona que provocaron la emoción que experimentaste. No juzgues, simplemente observa. En situaciones futuras ya tendrás conciencia de las cosas que te causan ese malestar. Así podrás enfrentarlas y actuar de diferentes formas. Recuerda no sentirte mal al identificar la emoción, ni avergonzarte ni mucho menos culparte por sentirla y no trates de darle un significado. Siente y actúa de la manera que sea mejor para ti. Normalmente lo anterior viene acompañado de amor, alegría, paz y satisfacción.

Resolución

Al sentir cualquier emoción, sobre todo si es de las que no te hacen sentir bien, todos necesitamos cierta resolución. La resolución de una emoción puede consistir en pedir una disculpa si ofendiste a alguien, o en mostrarte receptivo a escuchar a los demás. También puedes pedir algo que necesites: un abrazo o dialogar y expresar si necesitas más respeto o buscar soluciones en conjunto. Nadie es responsable de la otra persona y de sus emociones, pero muchas veces tú sabes cuándo eres la persona que está repitiendo patrones de conducta para sabotearte usando a la otra persona. (Toda esta información acerca de patrones puedes encontrarla en mi libro *Los colores del amor*.)

EL AGUA Y EL CUERPO

El elemento agua posee un reflejo en nuestra tierra (cuerpo). Ambos elementos trabajan en conjunto y están activos todos los días.

El agua trabaja en nuestro cuerpo, hidratándolo. El sueño permite que las energías emocionales descansen y se restauren. La manera como te sientes al despertar es un reflejo de lo que ocurre cuando duermes. La falta de sueño se refleja en nuestra habilidad para controlar las emociones y en nuestra capacidad para adaptarnos al cambio. La relajación nos permite soltar tensiones y permitir que el agua fluya. Por eso estas tres actividades son de suma importancia para tener un balance en nuestra agua.

HIDRATACIÓN

Mucha gente subestima la importancia de la hidratación en el cuerpo. El cerebro está compuesto por 95% de agua; nuestra sangre, por 82%, y los pulmones, por 90%. El agua es el nutriente más importante para nuestra salud y nuestro crecimiento. Una caída de 2% de agua en el cuerpo puede afectar, por ejemplo, la concentración: tus pensamientos se volverán más lentos y puede causar que tu coordinación muscular se atrofie. Por eso, cuando estamos deshidratados no tenemos energía y nos cuesta mucho trabajo hacer las cosas.

Durante el último año sufrí deshidratación debido a mis problemas del sistema digestivo. Como consecuencia de lo anterior me di cuenta de que no podía actuar, ni pensar. Mi productividad era nula. Me enojé conmigo misma por no poder hacer nada, pero cuando entendí que mi cuerpo necesitaba agua —y eso es lo que pasaba— dejé de hacerle caso a mis emociones. Ahora, cuando siento estos síntomas, actúo, ya sea que vaya al doctor y use suero o que tome bebidas que contengan electrolitos, que son los que ponen el agua en acción.

El agua regula el sodio y el potasio, y ayuda a que nuestro sistema digestivo actúe de manera adecuada.

Cuando uno tiene falta de agua, siente una gran sequedad; el cuerpo eleva su temperatura, que a veces provoca sensaciones de ardor, y la mente y el cuerpo se sienten separados. No hay empatía y se llegan a marchitar las emociones, lo cual nos vuelve incapaces de sentirlas.

Cuando tomamos agua en exceso sentimos hinchazón, sinusitis, cambios de humor, apatía y exceso de sensibilidad. El agua tiene que estar en balance para que podamos sentirnos bien.

Tomar agua tiene muchos beneficios, además de mantener nuestra salud:

◊ Tu piel se mantiene hidratada y previene las arrugas.
◊ Tus dientes y tus huesos se hacen más fuertes.
◊ Tus articulaciones permanecen protegidas.
◊ Reduce tu fatiga.
◊ Mantiene tu peso porque ayuda a metabolizar la grasa y suprime el hambre.
◊ Reduce la retención de líquidos. (Mucha gente que sufre por retención de líquidos cree que es porque toma mucha agua; pero es al contrario, ya que cuando estamos deshidratados, nuestro cuerpo se siente amenazado para sobrevivir y retiene cada gota de agua. Si tomamos agua se libera la retención de líquido.)

◊ Ayuda a transportar los nutrientes a tus células y a dejar ir los tóxicos.

◊ Incrementa tu masa y tu tono muscular.

Es recomendable tomar de ocho a doce vasos de agua al día de acuerdo con tu tipo de cuerpo y peso. Procura beber agua de manantial. La calidad del agua tiene repercusiones importantes en tu cuerpo, ya sean benéficas o tóxicas.

Dependiendo en qué lugar del mundo estés, el agua de la llave puede ser muy pura, como sucede en Islandia o en otros países nórdicos donde su contenido de minerales es muy alto. En otros lugares el líquido vital tiene más toxinas debido al contacto con los metales de las tuberías que lo transportan. Entre más pura sea el agua, más beneficiará a tu cuerpo.

Consume verduras con alto contenido de agua, como el apio, o frutas, como el melón y la sandía. Los jugos y las bebidas, como sueros, agua de coco y, en ocasiones, líquidos con electrolitos, son necesarios para complementar nuestra hidratación.

Con la hidratación no sólo beneficias tu salud, sino también tu capacidad de limpiar y purificar tus emociones.

RELAJACIÓN

La relajación es activa, ya que el simple hecho de estar en la naturaleza te ayuda a dejar ir el estrés y la contracción de tu cuerpo. Para activar el elemento agua visita lugares con ríos, lagos, cascadas, arroyos o mar. O simplemente puedes meter una mano al agua, escuchar su corriente y sentarte a observar cómo corre. Te recomiendo, si puedes hacerlo, que establezcas contacto con ella. Puedes colocarte debajo de una cascada y percibir cómo se siente su cualidad líquida: suave, dulce o fuerte.

El mar también es muy poderoso, ya que aquieta nuestra mente. Estamos conectados con la tierra y podemos sentir el agua en todas sus formas: quieta o sutil, fuerte y con movimiento. Observar el ritmo de las olas, el horizonte y los colores del atardecer nos ayuda a encontrar la paz. Camina en la playa en silencio, siéntate en la arena y observa la marea, nada o entra al mar y juega con las olas.

Darte un chapuzón en agua fría o helada activa mucha energía, y purifica y mantiene tu cuerpo sano. Además te da la oportunidad de sentir este elemento totalmente presente en nuestro ser. Aunque no me encanta el frío, esta actividad la realizo cuando viajo a lugares donde el agua de ríos, lagos y cascadas es pura.

Este contacto con el agua te va a relajar y a conectarte de una forma fácil y divertida.

MEDITACIÓN

La meditación puede enfocarse en conectarte con cada elemento. Puedes practicarla para aquietar tu mente, abrir espacio, conectarte con tu cuerpo y con tus emociones. Los momentos de soledad son muy importantes para entrar en contacto contigo mismo y con lo que esté sucediendo a nivel emocional.

Todos los días procura darte un espacio para cuidarte y para sentir tus emociones. Esta meditación se llama "la oleada" y te conecta con el agua de una forma muy profunda.

1. Acuéstate cómodamente en *Shavasana*.
2. Inhala y exhala por la nariz un par de veces de manera natural y percibe todo tu cuerpo; incluso puedes realizar la meditación de tierra antes de comenzar la oleada.
3. Coloca una mano en tu ombligo y la otra en tu corazón y pregunta que emoción está dentro de ti.
4. Ya que te sientas relajado y que entres en contacto con tu emoción, coloca las manos a los costados. Imagina tu playa favorita y observa el mar: su color, el movimiento de la marea y su sonido. También puedes utilizar música con sonidos del mar.
5. Inhala por la nariz y exhala por la boca con un sonido que te invite a sentir el mar, o como si empañaras un espejo.
6. Inhala e imagina que la marea y las olas entran por las plantas de tus pies, recorren tu cuerpo y llegan hasta tu cerebro. Visualiza la playa. Exhala y experimenta cómo regresa la marea de tu cuerpo al mar. Repite este ejercicio unas cinco veces o las que creas que sean necesarias. Ahora inhala desde tu coronilla e imagina que la marea

recorre tu cuerpo hasta tus pies, que son la playa, y regresa la ola al mar, que sería tu coronilla. Haz las mismas repeticiones a la inversa. Al terminar, coloca una mano en tu corazón y la otra en tu plexo solar. Continúa respirando naturalmente e identifica qué sensaciones y emociones surgen. Permite que se expresen, ya sea con un sonido o un movimiento, con lágrimas o con risas. Esta meditación te relaja, tu sistema nervioso se armoniza y tus emociones encuentran balance. Practícala al menos una vez a la semana o cuando te sientas abrumado o muy emotivo.

YOGA

El agua busca la vía de la menor resistencia y suaviza cualquier cosa en su camino. Además, siempre regresa a ser agua, no importa cómo cambien las cosas. Regresa a nuestro centro. En ese regreso es flexible, se moldea a sus límites, que en este caso es tu cuerpo y tus límites personales.

En el *flow* yoga y en la *Vinyasa* —la transición entre posturas— podemos sentir más intensamente esta energía del agua.

Este elemento es expresivo, así que en la práctica del yoga, si tu intención es conectar con el agua, posiblemente hagas surgir las emociones. Permítete sentirlas.

Las posturas más afines a este elemento son las más fluidas, las más flexibles y las que mejor refrescan. El agua gobierna la pelvis, controla las articulaciones y tonifica los órganos internos.

Marichyasana III

Las torsiones ayudan a desintoxicar tus riñones, tus intestinos y tu hígado. Permiten al agua fluir y purificar las emociones atoradas en nuestro interior.

1. Siéntate en *Dandasana* con ambas piernas extendidas. Si la columna tiende a redondearse, hazlo sobre una manta doblada.

2. Dobla la rodilla derecha y acerca el talón hacia la pelvis. Presiona firmemente la base del dedo gordo del pie y la parte interna del talón hacia el suelo, y distribuye uniformemente el peso en todo el pie. Mantén la pierna izquierda estirada con los dedos del pie activados y presionando hacia el suelo con el talón.

3. Conserva la pierna izquierda recta y la rodilla derecha flexionada; te ayudará a alargar la columna vertebral, que es requisito previo de una buena torsión.

4. Con la exhalación, gira el torso hacia la derecha, extendiendo el brazo izquierdo más allá del exterior del muslo derecho. Dobla el codo y presiona el brazo izquierdo contra la cara externa del muslo derecho.

5. Lleva tu mano derecha detrás de la pelvis, apoyando los dedos en el suelo, para que te sirva de apoyo y para que puedas levantar el torso ligeramente hacia arriba y hacia adelante.

6. Recuerda que para realizar esta posición de yoga debes mantener la pierna izquierda estirada y la rodilla derecha doblada con el pie apoyado en el suelo. Continúa alargando la columna vertebral con cada inhalación y gira un poco más con cada exhalación. Mueve suavemente la

cabeza hacia la derecha y mira sobre tu hombro derecho para completar la torsión en la cervical.

7. Permanece en la postura de 30 segundos a un minuto. A continuación, sal de la postura con una exhalación, cambia las piernas y realiza Marichyasana III hacia el otro lado.

Matsyasana (postura del pez)

En esta postura trabajas tu pelvis y abres tu corazón y tu garganta, lo que te ayudará a mover la energía de las emociones atoradas en tu pecho y las tensiones de tu garganta.

1. Acuéstate sobre la espalda con las piernas estiradas y los pies juntos.
2. Coloca las palmas de las manos hacia abajo, bajo los glúteos, y los codos tan juntos como sea posible.
3. Alarga las piernas y extiéndete desde el centro de la pelvis hacia los pies. Asienta bien el coxis hacia el suelo; esto te permitirá elevar el torso y abrir el pecho.
4. Alarga los costados y lleva los hombros hacia el suelo. Junta los omóplatos debajo de la espalda y levanta bien el pecho elevando el corazón y apoyándote sobre los codos.
5. Al principio eleva la cabeza del suelo, y bájala hasta colocar la parte superior suavemente en el piso. No dejes que tu cuello se comprima; mantenlo extendido, apoyando sólo la zona de la coronilla, pero dejando espacio al cuello.
6. Mantén la postura de 10 a 30 segundos.
7. Para salir de la postura, presiona con los codos el suelo y levanta la cabeza llevando la barbilla hacia el pecho.

Después, exhala y despacio quita el apoyo de los codos y lentamente recuéstate en el piso, comenzando por la zona lumbar y terminando en la cabeza.

ALIMENTACIÓN

Agua

Sabor: salado.
Órganos: riñones, sistema urinario.
Sentido: oído.
Tejido: huesos.
Beneficios: crean hidratación y calman el cuerpo; ayudan a las personas delgadas y nerviosas.
Colores: negro, morado y azul.

Alimentos

Hierbas: flores en general, berenjena, col rizada.
Verduras: vegetales del mar, lechugas.
Frutas: higos, moras azules.
Granos: arroz salvaje.
Proteínas: pescado fresco, caviar, hueva de pescado, carne de cerdo, huevos.
Semillas y nueces: frijoles, ajonjolí, girasol y pepita.
Sazonadores: salsa de soya, tamari, miso.
Jugos: de cualquier verdura o fruta.

Encuentra el agua en tu rutina

1. La hora del baño puede ser transformadora. Estás lavando y dejando ir las toxinas, lo que ya no necesitas. Hazlo con conciencia.
2. Al tomar agua cierra los ojos un momento y percibe las sensaciones de ese acto en tu cuerpo.
3. Un abrazo de más de un minuto mueve muchas emociones y es una circunstancia segura para permitirte sentir.
4. Los masajes relajan tu cuerpo y el estrés acumulado tiene que salir por algún lugar. Siente las emociones en este espacio y, terminando tu sesión, concédete unos minutos para liberarlas.
5. El orgasmo es poderoso para dejar ir las emociones; por eso muchas veces al alcanzar un orgasmo lloramos. Estamos tan abiertos y movemos tanta energía que constituye una vía de escape y purificación.

7

Aire

Este elemento es vital para la supervivencia. Sin él no podríamos existir. El aire es el que activa el movimiento del agua, mueve el polen de una flor a otra, hace que el fuego sea más poderoso y es nuestra respiración. El aire logra la coexistencia de los demás elementos, sobre todo el del agua. El aire está relacionado con el sonido.

El aire representa el poder de la mente, la fuerza del intelecto, la inspiración, la imaginación, las ideas, la sabiduría, los deseos, la nueva vida y las posibilidades.

El aire llena el espacio del agua y la tierra, pues está en todas partes, aunque sea difícil de notar, porque es invisible e intangible. Pero sin el aire los demás elementos no se pueden manifestar. Así es la mente: más poderosa de lo que vemos o creemos. El aire es ese disparo que actúa con gran velocidad y que puede penetrar áreas que el agua no puede alcanzar. Siempre busca la periferia del objeto. El aire rige el clima, porque puede cambiar en cualquier instante como las emociones y los pensamientos.

El aire es más sensible que los demás elementos, ya que es influido por el calor (fuego), por volumen (agua) y por la presión (tierra). Cada cambio en él propicia efectos en cualquier elemento.

Sus límites son sensibles y están en cambio constante de acuerdo con la variedad de influencias del entorno que lo transmite. Cuando las fuerzas del aire actúan, el agua comienza a comportarse como un aspecto del aire.

En el plano esotérico, el aire es de energía masculina y gobierna la magia de los cuatro vientos. Es el espíritu vital de las cosas, pues mueve, libera y deja ir los pensamientos que ya no funcionan y llena la mente de experiencias y creencias nuevas que tienen sentido para la vida que vivimos.

El aire es el elemento con el que creamos nuestra realidad. Por eso, conocer cómo funciona nuestro cerebro —el sistema operativo de nuestra mente— y observar nuestros pensamientos y nuestras creencias es muy importante. Lo anterior nos va a proporcionar la visión y la claridad de lo que creamos en el presente, lo que queremos crear en el futuro y lo que queremos dejar ir del pasado.

CEREBRO

El cerebro es el órgano más complejo que poseemos. Es el asiento de la inteligencia, el intérprete de los sentidos, el que instala los movimientos del cuerpo y el que controla nuestro comportamiento.

Al tener el conocimiento básico acerca de cómo funciona nuestro cerebro podremos entender que muchas de las emociones, las sensaciones y los síntomas físicos que experimentamos son causados por movimientos neurológicos y no por nuestra percepción del mundo. Por eso, a pesar de la complejidad de sus funciones, intentaré proporcionar información básica y clara que sirva de guía para entender quiénes somos y, en consecuencia, comenzar con nuestra transformación.

Lo anterior significa que cuando tu nivel de serotonina es bajo, esto no significa que alguna emoción esté causando tu depresión, o que si te sientes muy insociable no es porque normalmente seas así, sino porque tus citoquinas se activaron para sanar algo. Nuestra naturaleza es muy sabia, y si entendemos qué es lo que pasa realmente en nuestro interior, nos vamos a ahorrar muchos dolores de cabeza al darle excesivas vueltas a las cosas.

El cerebro tiene cuatro funciones primarias:

El movimiento involuntario. Constituye todo lo que hacemos, lo que viene de nosotros, la forma como nos expresamos, el movimiento emocional y nuestro desplazamiento corporal. Por ejemplo: cuando nos golpeamos, nuestro cuerpo reacciona involuntariamente al golpe. No pensamos, sólo reaccionamos y sentimos el dolor.

La percepción. Constituye lo que conscientemente apreciamos de una sensación. Es distinta a la sensación en sí; es su observación. Es el uso de nuestros sentidos y su balance, y la forma como llegan los sentidos desde nuestra conciencia a nuestro cuerpo y a nuestras emociones. Por ejemplo: cuando experimentamos balance, como cuando estamos de pie, o cuando identificamos el lugar de nuestra cabeza en el cuerpo.

Homeostasis. Constituye lo que hace nuestro cuerpo de manera automática, sin necesidad de que intervenga nuestra voluntad: el ciclo del oxígeno en nuestro organismo por ejemplo. El paquete de las funciones que nos mantienen vivos.

Funciones abstractas. El pensamiento, las emociones, la motivación, el lenguaje, la memoria, y la forma como interactuamos con los demás.

El cerebro se divide en tres partes esenciales para el comportamiento humano que deben trabajar en conjunto para propiciar una vida saludable. Muchas personas tienen más activa una de estas partes que otra. Por ejemplo: si eres muy emotivo y te basas en las emociones para tomar decisiones, estás negando una parte de ti que es la mente. Si vives con miedo, estás utilizando sólo tu instinto y no puedes tomar decisiones acertadas porque tu mente no funciona. Si vives sólo en tu mente y desacreditas tus emociones, o no haces caso al instinto, probablemente tampoco estés actuando de manera adecuada. El miedo interfiere con tu forma de racionalizar lo que está pasando. Si vives basando tus elecciones en tus emociones, o sientes que éstas te abruman, desactivas tu capacidad de pensar adecuadamente. El cerebro reptiliano se activa por instinto, pero al cerebro límbico podemos controlarlo a través de nuestro pensamiento. El neocórtex, por su parte, es la única parte del cerebro que está encendida casi todo el tiempo; es nuestra mente racional o crítica. Por eso la mente es tan poderosa. Aprender a identificar qué hace cada parte de nuestro cerebro y utilizar las tres en conjunto para vivir y elegir nuestras experiencias honrará a nuestro ser íntegro y nuestras decisiones serán más acertadas y duraderas.

El cerebro reptiliano, del cual hablamos al principio de este libro, constituye nuestro instinto: controla las hormonas, la temperatura, el hambre, la sed y la motivación reproductiva. Está conectado con la tierra y con el fuego.

Nos hace correr, pelear o congelarnos. También se activa con el miedo que creamos en nuestra mente.

El cerebro límbico regula nuestra parte emocional y nuestras las sensaciones. En él está la amígdala, que es la base de la memoria afectiva. Está conectado con el agua. La amígdala se activa con nuestras emociones reales y con las que creamos con la mente.

El neocórtex, o cerebro racional, regula los pensamientos conscientes, controla las emociones, desarrolla las capacidades cognitivas como la memorización, la concentración, la reflexión, la resolución de problemas, la habilidad de elegir el comportamiento adecuado. Es la parte que percibe y el centro de comando. Este cerebro está conectado con el aire y está activo la mayor parte del tiempo.

Nuestro cerebro funciona y se correlaciona con el resto del cuerpo a través de las neuronas, que son las células del sistema nervioso responsable de comunicarnos e integrar la información que recibe. Las neuronas se comunican con otras neuronas con un lenguaje especial de señales eléctricas y mediante compuestos químicos que se llaman neurotransmisores. Éstos se encargan de enviar la información para que tu cuerpo se active. Además, los neurotransmisores juegan un papel súper importante en nuestros estados de ánimo y en nuestros comportamientos.

Durante el año que estuve enferma y en el que recaí varias veces, padecí una depresión ocasionada por la falta de activación en algunos de estos transmisores. Entender lo que estaba sucediendo me hizo sobrellevar esta situación de una forma tranquila y sin dramas. Yo sabía que la serotonina se encontraba poco activa, que mis citoquinas se habían incrementado por la inflamación estomacal y que mi dopamina estaba en niveles muy bajos. Así que cuando me sentía triste o sin energía, sabía que esto era lo que lo ocasionaba y que nada estaba mal conmigo en el aspecto emocional.

Cuando sentimos malestar físico o falta de energía normalmente lo atribuimos a nuestros pensamientos, o a algo que no estamos haciendo bien: nos envuelve una nube gris y todo nos disgusta. Los pensamientos sí afectan a nuestro cuerpo físico, pero la mayoría de las depresiones ocurren porque nuestras neuronas no funcionan de manera armónica ni en balance. La depresión ocasionada por los pensamientos se puede eliminar si cambiamos su naturaleza y nuestra conversación interna. La depresión ocasionada a nivel neurológico ha sido tratada con farmacéuticos que tienen muchos efectos secundarios. Lo maravilloso es que ahora tenemos a nuestro alcance muchos suplementos naturales y aminoácidos esenciales que ayudan a solucionar el problema. Además, consumir grasas buenas y proteína animal puede activar estos neurotransmisores haciendo que mejoremos, e incluso sanado la depresión o algunos problemas neurológicos.

Citoquinas

Las citoquinas son la clave de nuestro malestar emocional y de nuestra falta de energía cuando algo no anda bien físicamente. Estos mensajeros moleculares avisan a las células que hay algo que no funciona adecuadamente en tus órganos y crean, en respuesta, la inflamación. Cuando estamos enfermos, estas moléculas se activan y nos hacen sentir antisociales: nos dan ganas de irnos a dormir y nos bajan el estado de ánimo. Las citoquinas también pueden generar depresión y producen cambios en nuestros comportamientos. Lo anterior ocurre porque nuestro cuerpo es muy sabio y produce estos síntomas para que enfoquemos nuestra energía en combatir infecciones para recuperarnos de lesiones. Por eso nos sentimos faltos de energía y

AIRE

de enfoque y tenemos ganas de dormir. Si nuestras citoquinas están activas a nivel crónico pueden alterar nuestros neurotransmisores y provocar enfermedades neurológicas. Las citoquinas, además de constituir un sistema de defensa del cuerpo, afectan nuestros neurotransmisores.

Ahora veamos cómo cada neurotransmisor afecta nuestro cuerpo físico y emocional.

Serotonina

La falta de serotonina es, sin duda, lo que más afecta a la población. Ésta es nuestra defensa primaria contra la depresión y la ansiedad. La serotonina contrae las venas, provoca el sueño y regula la temperatura del cuerpo. Trabaja en tres pasos: primero es sintetizada por el triptófano, que es un aminoácido que encontramos en algunos alimentos; éste se convierte en 5-HTP (5-Hidroxitriptófano u oxitriptan), un aminoácido natural y un compuesto químico precursor e intermediario de la biosíntesis de algunos neurotransmisores. Se vende en Estados Unidos y en Canadá como suplemento dietético (es antidepresivo y ayuda a conciliar el sueño) y de ahí surge la serotonina. Estos elementos, al igual que tu cuerpo, también están hechos de los alimentos que ingerimos. Por ejemplo, el pavo, la carne y el queso. La deficiencia de serotonina puede ser causada por algunos químicos de los alimentos, por la cafeína, por el consumo de alcohol, por la falta de luz en el invierno, por saltarse comidas, por ingerir pocas calorías y por falta de ejercicio y desoxigenación.

Si tenemos serotonina en altas cantidades somos positivos, flexibles y fáciles. Por el contrario, si la poseemos en bajas cantidades somos negativos, depresivos, ansiosos, excesivamente preocupados, con pensamientos y comportamientos obsesivos, irritables, con aversión al clima caliente, tendientes a ataques de pánico, fobias, insomnio, y a antojos de carbohidratos, drogas o alcohol en la tarde y la noche, y con tendencia a los pensamientos suicidas.

Catecolaminas

Las catecolaminas son tres: la adrenalina, la norepinefrina y la dopamina. Éstas son sintetizadas por el aminoácido tirosina.

Las catecolominas generan cambios fisiológicos que preparan el cuerpo para la actividad física y los movimientos corporales, y regula los estados de ánimo. Está asociada con los mecanismos de recompensa del cerebro. Cuando no están en actividad regular pueden provocar síntomas como presión alta, altos niveles de glucosa y arritmias.

La adrenalina es la sustancia que se activa cuando una persona siente una emoción fuerte, provoca que el corazón palpite rápidamente y nos proporciona más energía. Los deportes extremos, las situaciones de miedo y los dramas emocionales la activan.

La norepinefrina se activa en las terminaciones nerviosas y nos ha asegurado la supervivencia. Nos mantiene alertas y nos ayuda a dormir, a soñar y a aprender. Esta reacción química, cuando se altera, interfiere en la pérdida de peso o contribuye a la obesidad pues preserva las reservas de grasa como fuente de energía. Por eso el estrés está asociado con la obesidad.

La dopamina está relacionada con el sistema de recompensa del cuerpo y las adicciones.

⬆ *Alta:* alerta, mucha energía, excesivo entusiasmo.

⬇ *Baja:* letargia, depresión, apatía, falta de energía, ausencia de concentración y enfoque, aburrimiento, antojos de estimulantes como café, chocolate, cocaína y marihuana.

Gama

Éste es un neurotransmisor inhibitorio que calma y reduce la actividad de las neuronas. Está involucrado con los procesos que reducen la actividad neuronal, como la ansiedad. La falta de gama se siente cuando trabajas en exceso o cuando no puedes dormir porque tu mente sigue dando vueltas. Ayuda a controlar los músculos; por eso la gente con estrés excesivo no tiene motivación para hacer ejercicio.

⬆ *Alta:* relajación y sin estrés.

⬇ *Baja:* tensión, contracción, sobreestímulo, antojo de carbohidratos, alcohol y drogas para relajarse.

Endorfinas

Las endorfinas son pequeñas cadenas proteicas que se liberan a través de la médula espinal y el torrente sanguíneo. Les llaman moléculas de la felicidad. Estos neurotransmisores tienen un papel importante en la recuperación de la salud; promueven la calma, mejoran el humor, reducen el dolor, retrasan el envejecimiento, contrarrestan la adrenalina. Hay actividades que aumentan sus niveles: bailar, cantar, tomar el sol, recibir masajes, practicar yoga o meditación, escuchar música, hacer deporte, hacer el amor.

⬆ *Alta:* placer, euforia, confort.

⬇ *Baja:* hipersensibilidad, exceso de emotividad, dolor físico, llanto fácil; antojo de placer, de sentirse anestesiado y no sentir nada. Las endorfinas se incrementan con ciertos alimentos, comportamientos, drogas o alcohol, y pueden causar adicción.

Ya que tuviste la oportunidad de identificar qué produce cada uno de los neurotransmisores puedes poner en marcha un protocolo de nutrición, de actividad física y de suplementos para balancearlos. Te sugiero lo consultes con tu médico o con algún experto. Los suplementos se usan en este caso como medicina con dosis indicadas y tiempos limitados.

MENTE

El contenido de tu mente cambia quien eres.

LAWRENCE LANOFF

La mente es el conjunto de facultades cognitivas que engloban procesos como la percepción, el pensamiento, la conciencia, la memoria, etcétera. La mente es muy poderosa, pues con base en ella creamos nuestra realidad, le damos significado a nuestra percepción de los sentidos y propiciamos más conciencia.

Vivimos en un mundo donde todo está cambiando excepto nuestras mentes. Es momento de la revolución mental, de dejar ir lo viejo y nuestro sistema linear de pensamiento y reinventar la forma en que pensamos. Si queremos cambiar el mundo tenemos que cambiar la naturaleza de nuestros pensamientos.

La mente es muy poderosa. Y nosotros tenemos el libre albedrío y la elección de hacia dónde queremos dirigirla. Hemos permitido que la mente nos guíe, pero ahora depende de nosotros forjar ese poder mental para elegir qué creencias y qué pensamientos tenemos, y qué acciones queremos tomar. Nosotros podemos decidir en qué enfocar nuestra energía. El enfoque es el centro de interés o la actividad por realizar. Si nuestro interés dirige nuestra energía hacia las cosas que nos hacen sentir bien y que son benéficas para nosotros, eso es lo que creamos, porque lo sentimos y lo percibimos con el cuerpo, y esos pensamientos positivos activan nuestros neurotransmisores. Si enfocamos nuestra energía en pensamientos que nos hacen sentir mal, culpables, avergonzados y temerosos, éstos activan nuestro cerebro reptiliano, crean más estrés en nuestra vida, en nuestro cuerpo y en nuestras emociones, y por ende no tenemos bienestar.

En esta lección encontramos la verdadera magia de la vida: en crear lo que creemos. No manifestamos nuestro pensamiento en sí, pero lo que éste hace es crear una red de activaciones en nuestro cerebro que afectan nuestro bienestar físico y emocional.

Nuestra mente posee un sistema operativo con el cual viviremos toda la vida. Este sistema no se puede cambiar. Lo que sí se puede aprender es observar nuestra mente y dejar ir la moralidad de tantas creencias.

A éste se le conoce como sistema binario. Es dual, porque así hemos sido programados desde hace miles de años. Desde que nacemos nuestros padres nos educan con este lenguaje básico: bien y mal, no y sí. Estas cuatro palabras fueron muy importantes en nuestra niñez porque nos ayudaron a entender los peligros relacionados con la supervivencia y fomentaron nuestros límites personales. El no y el sí están basados en la acción. Por ejemplo, si un niño se acerca al fuego, él no le indica que se puede quemar. Si unos niños se pelean, el no está relacionado con que no se lastimen. En cambio, el bien y el mal están basados en los valores, las creencias y la moralidad de los padres y de la familia, de los maestros, de la sociedad, de las religiones y de otras creencias. El bien y el mal puede ayudar a fomentar límites personales, pero su significado no es esencial para la supervivencia.

Cuando llegamos a la edad adulta, ese sistema sigue presente y va cambiando de acuerdo con nuestras propias experiencias de vida, con los libros que leemos, con las amistades que tenemos o con las creencias que decidimos tomar como verdaderas. Ya no sólo es un no o un sí: ya esas dos palabras están envueltas de significados personales y de moralidad. Ya no sólo es el bien o el mal: ya tenemos toda una historia que relacionamos con esas palabras.

Ahora veamos cuál es el contenido de este sistema.

Creencias

Una creencia es el estado de la mente en el que un individuo supone verdadero el conocimiento o la experiencia acerca de una cosa o un suceso sin tener prueba de que sea cierto. Otra manera de definir una creencia es la siguiente: es la representación de una actitud positivamente orientada hacia el gusto de algo que se cree que es cierto.

Todas las creencias son inventadas por el hombre: nuestros sistemas políticos, nuestras sociedades, nuestras religiones, nuestros movimientos de espiritualidad, todo lo que leemos, escuchamos y compartimos. Muchas creencias tienen miles de años; otras son adaptadas en el momento. Todos nosotros tenemos creencias que son nuestra base: puede ser la religión con la que crecimos, la cultura de nuestros países, por la que se rige nuestra sociedad o la que nos dieron nuestras familias. Muchas son válidas siempre y cuando nos hagan sentir bien o las utilicemos para un bien común. Otras ya no nos sirven, pues nos estancan y nos hacen sentir mal. Estas últimas son las que debemos dejar ir. Tenemos el poder de descubrir cuáles son estas creencias fundamentales, identificar si tienen sentido, cómo nos sentimos con ellas y actuar para dejarlas ir o aceptarlas.

Muchas creencias se basan en engaños. Con esto quiero decir que son creencias irracionales, actos u opiniones que asumimos con una deficiencia cognitiva o emocional o con falta de raciocinio.

Por ejemplo, muchos maestros de tópicos de espiritualidad consideran que su creencia es la verdad absoluta y tratan de evangelizar a las personas, desarmándolas emocionalmente para entrar en su mente y sembrar nuevas semillas. Usan una estrategia muy parecida a la que utilizan las religiones: nos agitan, crean un problema que no existía y después nos venden la solución. Esto es lo que hacen los cultos, las sociedades secretas, los fanáticos e incluso, a veces, algunas parejas. Este planteamiento tiene cientos de años; hemos visto muchos ejemplos de esto en la historia. Por ejemplo, cuando los españoles conquistaron México y evangelizaron a los indígenas con el catolicismo.

Las creencias son parte de nuestra historia, de nuestra cultura y de nuestra vida. Muchas personas tienen creencias que les sirven para beneficiarse a sí mismas; el mundo está lleno de ellas. No las podemos cambiar, pero podemos elegir si les creemos o si compartimos tiempo con ellas. Esto no está bien ni mal, pues la humanidad siempre ha sido así y ha tenido esta polaridad. Yo opto por elegir creencias que me hagan sentir bien, que sean de servicio y beneficio para mí y para todos los seres humanos.

Tú decides cómo quieres vivir tu vida y qué tipo de experiencias tener de acuerdo con lo que crees y lo que piensas.

Pensamientos

Los pensamientos son un diálogo interno. En nuestra mente hay más de seis mil pensamientos al día, de los cuales la mayoría son repetitivos. Aprendimos estos pensamientos por experiencia o por el ejemplo de nuestros padres. Las habilidades cognitivas no se desarrollan hasta los veinte años, así que imagínate cuántos de estos pensamientos ya no funcionan porque no son tuyos, no obstante que están relacionados con lo que te hicieron pensar durante ese tiempo. Los pensamientos son la secuencia y la historia de tu creencia raíz, de donde parte todo.

Observar nuestra mente es esencial para poder dejar ir lo que nos hace daño e incorporar nuevas creencias. Nos proporciona la habilidad para elegir cómo pensar acerca de uno mismo o para saber cómo responder ante situaciones externas.

¿Cuál es tu diálogo interno? ¿Qué pensamientos se repiten con más frecuencia? ¿Cuáles son tus creencias raíz? Explora tu mente y responde estas preguntas. Ahí encontrarás la respuesta.

Conversación interna

Nuestra conversación interna siempre ha sido muy dura, violenta y abusiva.

A todos nos han trasplantado creencias desde que nacemos: nuestro afán de ser perfectos y la falta de aceptación de nuestro lado de sombra inundan nuestra mente y hacen que nos tratemos mal. No estamos acostumbrados a sentirnos bien, satisfechos y gozosos. Incluso, cuando nos sentimos muy bien, nuestra conversación interna invade nuestra mente desde la perspectiva de la moral que condena nuestro bienestar.

Nuestra mente, al sentirnos tan bien y sin problemas, actúa para defender aquellas creencias. No debemos sentir placer sólo porque sí; siempre tenemos que buscar explicaciones para hacer que las cosas estén bien o inventamos excusas para validar las ideas que nos hacer ser como somos. Las creencias están tan arraigadas en nosotros que toma mucho tiempo dejarlas ir. Para hacerlo, el secreto está en nuestro diálogo interior.

¿Cómo te hablas a ti mismo? ¿Qué te dices? ¿Qué acciones tomas? ¿Te saboteas? Observa qué respondes ante estos cuestionamientos. Conversa contigo mismo con más compasión y con más cariño. Crea pensamientos positivos. Haz cosas que te hagan sentir bien. Date cuenta de que tú estás creando la realidad de tu experiencia y de que eres el único que puede dejarla ir. Esto no significa que vayas a erradicar tus problemas, pero sí que puedes cambiar la forma como los abordas.

La moralidad

La moralidad es el conjunto de reglas o normas por las que se rige y se juzga el comportamiento humano en una sociedad. El comportamiento moral de cada persona está sujeto a ciertas convenciones sociales y creencias culturales o religiosas. La moralidad está basada en una cuestión social o personal, pero no es una ley universal. También puede definirse como el conocimiento de lo que el ser humano debe hacer o evitar para conservar su estabilidad social. Un ejemplo radical del sistema binario y la moralidad es el siguiente.

En el mundo católico la promiscuidad es un pecado. Hacer el amor con varias personas a lo largo de tu vida es visto como algo malo. Esa acción es juzgada como algo que no se debe hacer. Esto nos ha causado mucha culpa y vergüenza, lo que hace que nos pongamos más límites para no interactuar. Lo mismo sucede si decidimos interactuar, pero después de tener una relación sexual nos sentimos vacíos, culpables y avergonzados.

Por el contrario, en el grupo poliamor o en el mundo del neotantra esa promiscuidad se celebra, pues allí la moralidad justifica que vivas tu sexualidad libremente y afirma que todo es válido para ser feliz. No obstante, según estas creencias se te juzga si dices no a su moralidad, pues entonces se creerá que sigues con una represión religiosa, cuando muchas veces decir "no" sólo implica poner un límite personal basado en la realidad y no en la moralidad.

En este caso, una misma acción, el sexo, tiene dos moralidades totalmente diferentes. No significa que una sea mejor que otra, o que una tenga la verdad absoluta sobre la otra. En este momento observas, tanto en tu mente como en tu cuerpo, la moralidad y su contraparte, y puedes decidir qué es mejor para ti. Al observar esa creencia haces conciencia de la relación de una acción con tu pensamiento y con tu emoción. Con este proceso podrás elegir cuál creencia es la indicada para tu bienestar sin que esté relacionada con la moralidad.

La moralidad debe ser algo muy personal y basada en tus principios personales, en valores y en creencias positivas. Más que juzgarte por lo que está bien o mal, piensa cuál es tu ética y tus límites personales para actuar en consecuencia. Hay muchas reglas que sí han sido creadas para que la sociedad funcione y para mantener la paz y la igualdad. Muchas previenen muertes, accidentes, agresiones o que el mundo sea caótico. Estas reglas son importantes simplemente para que la sociedad pueda funcionar, pero tus reglas personales siempre puedes cambiarlas, ya que están basadas en el significado que le das a las cosas.

El significado

Los seres humanos somos buscadores de patrones de conducta. Esa es nuestra naturaleza. Queremos que la vida tenga sentido y buscamos que represente un concepto o una creencia, ya sea en sucesos, en situaciones, en emociones o en pensamientos. El significado que le damos a las cosas crea las coincidencias, el sincro-destino, las señales y lo que le pides a Dios o al universo. Si tenemos una creencia buscamos sus significados para validar su existencia. Todo funciona así. La ciencia, por ejemplo, siempre busca la forma de desacreditar las teorías hasta que pueda probarlas. Nosotros hacemos lo mismo con nuestra creencia. Vivir sin significado puede ser poco natural para nuestra mente y es un músculo que se tiene que ir ejercitando. Somos buscadores de significado. Éste siempre va a aparecer. Sólo hay que tomar en cuenta —y tener la claridad— de que el significado es el alimento que le da más fuerza a nuestra creencia raíz. Si esa creencia te hace sentir bien: adelante, identifica las señales, confía en que el universo te la envió; sólo recuerda que es una realidad creada por tu mente. Si ese significado te está dando esperanzas falsas, sacándote de la realidad o haciéndote sentir mal, mejor deja que esa creencia se vaya, pues es la que provoca el sufrimiento.

Límites mentales

Los límites personales son una línea imaginaria que colocamos a nuestro alrededor y que define el espacio que nos distingue del mundo exterior a la vez que mantenemos una conexión con los demás, sin fusionarnos. Los límites sanos son flexibles y facilitan la relación con los demás. Este espacio se expande cuando nos sentimos seguros o a salvo, y se contrae cuando percibimos que alguien puede dañarnos. Los límites los creamos desde niños y con nuestra experiencia, pero deben basarse en la realidad y no en el miedo, ya que este miedo nos causa rigidez.

Hay diferentes tipos de límites: físicos, psicológicos, energéticos y mentales. En esta nueva era los límites mentales también son muy importantes para permitir que sólo acceda la información que sea necesaria y represente beneficios para tu vida. Es importante depurar lo que ya no necesitas para abrir espacio; de lo contrario, tu mente no tendrá lugar para recibir nueva información porque está bloqueada por múltiples archivos y memorias que ya no utilizas.

La información consciente propicia la capacidad que necesitamos para tomar decisiones más acertadas, para nutrirnos de cosas que nos hagan sentir bien, para aprender algo nuevo, para desarrollar nuestra creatividad y para hacer nuestra vida más fácil. El resto es entretenimiento, que es algo que se presenta en el momento y lo dejas ir. Es como cuando vas al cine: ves la película, pero no se queda pegada en tu mente para toda la vida.

Mi papá siempre me decía que la información es poder. Y no sólo se refería al poder que proporciona el saber más que otros, sino al poder personal que desarrollamos cuando tomamos decisiones a sabiendas de que tenemos diferentes posibilidades para actuar en la vida. Esa frase tiene mucho sentido ahora, porque mientras más conozco acerca de mi biología, de mi neurología, de mi cuerpo energético y de otros temas de salud, mejor entiendo lo que me pasa y puedo manejar las situaciones difíciles de mi vida con más gracia y con más tranquilidad.

Estar informados constituye un paso súper importante para vivir una vida integral. La cuestión es aprender a usar la mente de una forma consciente, eligiendo las cosas que nos hagan sentir bien y un contenido que esté alineado con lo que realmente queremos en la vida y con lo que queremos crear.

Si pierdes tu tiempo sólo chismeando, pendiente de lo que hacen los demás, o atento al contenido violento, estás desperdiciando tu energía con información que no te da poder, sino que te lo quita porque te provoca miedo, envidia o enojo, lo cual provoca que te sientas mal.

Si no tienes límites mentales bien establecidos, puedes creer en todo lo que lees y eso puede confundirte, nublarte la mente y hacerte sentir mal. Toma lo que te funcione: sólo observa su moralidad y su significado.

Hay una línea muy delgada entre informarte de manera consciente e indagar información sólo por la necesidad de saber más, de tener la razón, de usar lo que aprendes como una espada para cortar cuellos. Mejor usa la información para apoyar tu vida y tus decisiones y no permitas que esos miles de datos que posees sean los que tomen la decisión por ti.

Saber que hay un sistema de depuración mental es muy bueno, y al gobierno, a los sistemas, a las religiones y a las sociedades no les conviene que esto se sepa porque es ese sistema el que nos mantiene en nuestro poder personal y por el cual dejamos de ser manipulados. Yo lo aprendí este último año y medio con mi *coach* y mentor Lawrence Lanoff, que lleva más de veinte años creando un sistema práctico para desprogramar la mente desde esta perspectiva, esto es, desde la realidad.

Vivir en la realidad significa aceptar lo que es la vida, utilizando este sistema binario para sobrevivir o para cuidarnos cuando estemos en peligro. Utilizar el bien y el mal con base en elecciones es lo mejor para crear un beneficio duradero. Tener claridad de mente nos ayuda a salir del caos que crea confusión y duda. Vivir en la realidad es ver las cosas por lo que son: el contenido es irrelevante.

En este libro comparto sólo un poco de este nuevo sistema que ha cambiado mi vida de manera muy profunda. Los siguientes pasos son fundamentales para identificar tus creencias y comenzar con este proceso.

Cambia tus preguntas

Muchas veces nos cuesta resolver un problema porque nos estamos preguntando lo mismo todo el tiempo o formulamos preguntas que no nos llevan a ningún lado.

Si haces las preguntas incorrectas no podrás obtener la respuesta que hará la diferencia. Para encontrar claridad debemos cambiar la manera de formular las preguntas que hacemos. A esto le llamo hacerle un *upgrade*.

Identifica qué está sucediendo en ese preciso momento, qué emoción surge y cómo se siente en tu cuerpo. Por ejemplo, si te enfermaste, tu primera pregunta podría ser: "¿Por qué yo?" Con ella no vas a encontrar respuesta ni bienestar. Si te preguntas: "Estoy en esta condición, ¿qué puedo hacer para sentirme mejor?", instantáneamente ya creas un bienestar. Otro ejemplo:

"¿Por qué me dejó mi marido?", podría ser la primera pregunta que aparece en tu mente; pero qué pasaría si te preguntaras: "¿Qué puedo hacer ahora para elegir la relación que quiero?"

Debemos aceptar que muchas de nuestras preguntas no tienen respuestas y que no están bajo nuestro control. ¿Por qué me pintaron el cuerno? ¿Qué le faltó a mi pareja en esta casa? ¿Qué hice mal que me corrieron de la chamba? ¿Por qué me asaltaron? ¿Qué pensamiento tuve para atraer esta fatalidad?... ¿No te suenan familiares estas preguntas? Seguramente sí, pero no tienen respuestas.

A veces las cosas pasan porque sí. No te sientas mal y acepta que no hay respuesta ante ciertos sucesos, y que la vida sucedió así sólo porque sí, y enfoca tu energía en lo que sí está bajo tu control y tu responsabilidad.

Claridad de mente

La claridad de mente es esencial para actuar en la vida y surge de la simplicidad: mientras menos moralidad y significados haya, es más fácil tomar una decisión. La confusión surge del caos mental creado por las expectativas, por lo que asumimos como cierto, y por creer en nuestras emociones y en el significado que les concedemos. La claridad se obtiene al tener nuestros límites emocionales, mentales, físicos y energéticos bien establecidos. En mi libro *Los colores del amor* hablo con detalle de este tema. Cuando sabemos lo que queremos normalmente es muy fácil decir sí y no. Ocurre con frecuencia con los niños. Obsérvalos.

Los cinco pasos de la claridad

1. *Deja ir el proceso y deja ir lo que crees.* Muchas veces nos quedamos atorados en el proceso de analizar una creencia; a diferencia de lo que ocurre en la psicología, en este sistema la cuestión es observar y decidir dejar ir lo que hace daño. Así de fácil.

2. *Piensa cosas que te hagan sentir bien.* En los momentos en que sientas malestar piensa en algo que cause una reacción en ti. Puede ser un pastel de chocolate, nadar en el mar del Caribe o un encuentro sexual con tu pareja. En un momento verás la tensión disolverse en tu cuerpo y te sentirás más positivo.

3. *Discierne.* Discernir es la capacidad de identificar la diferencia entre qué es real y qué es ilusión; entre qué es una mentira y qué es resultado de pensamientos caóticos.

4. *Piensa bien qué quieres,* cómo lo quieres y qué pasos tomar para actuar.

5. *Elimina de tu vida el contenido que ya no necesites.* Puede ser borrar la historia de tu papá cuando te abandonó a los cinco años o el rencor hacia tu primer novio que te fue infiel. Déjalo ir y abre espacio para lo nuevo. Estas historias sólo son telarañas que nublan tu capacidad de pensar y de ver el mundo con claridad.

Meditación

La meditación se ha dado a conocer como una práctica para procurar descanso a tu mente. También se puede utilizar como una herramienta para aprender a observar tus pensamientos. Cuando asignamos un tiempo para estar en silencio podemos empezar a escuchar nuestro diálogo interior y descubrir nuestras creencias. Éstas se descubren en el pensamiento. Después de meditar, anota en un papel qué pensamientos surgieron durante ese silencio y determina la relación que tienen con tu creencia raíz y el significado o la moralidad que le estás concediendo. Esta meditación es muy poderosa. Te sugiero que la practiques cuando te sientas caótico o falto de claridad. Llegará un momento en que llevarás esa meditación a tu vida cotidiana, que te vuelve consciente a la hora de pensar, actuar y responder.

Si quieres ir más a fondo en tu observación, puedes llevar a cabo esta meditación durante veinte minutos antes de dormir.

1. Acuéstate cómodamente y enfoca tu atención en tu respiración y en las sensaciones de tu cuerpo.
2. Cuando te sientas presente recorre lo que hiciste en el día: tus actividades y las emociones que surgieron como consecuencia, y observa tu diálogo interior. Identifica qué pensamientos pasan por tu mente en ese momento.
3. Al terminar, respira. Observa tu inhalación y tu exhalación durante unos minutos.

ASPECTO FÍSICO

El aire es el elemento que mueve nuestra respiración. La importancia de la inhalación radica en que provee oxigenación del cuerpo y en que atraer nuevas ideas y nueva vida. La exhalación, por su parte, libera el dióxido de carbono y deja ir lo que no necesitas.

Este aire puede transformarse si lo mezclamos con otros nutrientes que son creados por los demás elementos. De nutrientes de otros elementos a la hora que los atraemos al aire o a la mente, podemos solidificar sus cualidades o sus atributos. Esta energía se convierte en sangre, carne y huesos. Eso significa que toda esa energía se distribuye en nuestras células y en nuestros órganos vitales, que son el corazón, el hígado, los riñones y las glándulas. Estos órganos depuran la energía y la envían a nuestro cerebro como alimento para que funcionen nuestros pensamientos, nuestros sueños y nuestras emociones. Si nuestro cerebro está alimentado apropiadamente, nuestro deseo de vivir, el poder personal y el amor toman acción.

Cuando nos falta aire sentimos el dolor ir de un lado a otro, bostezamos constantemente, cambiamos de estado de ánimo, padecemos depresión mental. Cuando tenemos mucho aire el dolor se fija en una parte de nuestro cuerpo y se presentan problemas de estreñimiento, depresión crónica, mareos, ansiedad, espasmos, temblores y tics nerviosos.

La oxigenación es de vital importancia para vivir una vida saludable y contar con la energía necesaria para que nuestro cerebro funcione de manera apropiada. Además, es gasolina para nuestro organismo y en ámbitos etéreos ayuda a que la energía se mueva por nuestro cuerpo.

Los ejercicios de yoga y las meditaciones de respiración o *pranayamas* son esenciales para activar, mantener y ayudar a que el aire nos nutra adecuadamente en todos los niveles, sobre todo física y energéticamente. Para más detalles consulta mi libro *El arte de la vida sana.*

Yoga

El aire se relaciona con los pulmones, con la circulación de la respiración y con el *prana*, que es la energía de vida. Los *pranayamas*, o ejercicios de respiración, y el alargamiento de la respiración nos hacen encontrar sutileza y estabilidad para concentrar nuestra mente y unirla con nuestro cuerpo. Cuando realizamos las posturas con buen alineamiento, afinamos nuestra sabiduría interna y nuestra inteligencia. Pulimos a quienes somos.

La práctica de Iyengar es un estilo de yoga en el cual la alineación es muy importante, y donde se trabajan las posturas corporales seguidas de líneas de energía. Para activar el aire simplemente hay que poner más atención a la respiración cuando se practiquen estas posturas.

Alimentación

Aire

Sabor: agrio.
Órganos: hígado y vesícula.
Sentido: vista.
Tejido: tendón.
Cambios: germinado.
Color: verde.
Beneficios: obstruye el movimiento y funciona como astringente; ayuda a personas muy cambiantes, erráticas y distraídas.

Alimentos

Hierbas: diente de león, anís, citronela, eneldo, lavanda, menta, flores con fragancia, romero.

Verduras: espinaca, germinados, espárragos, apio, pepinillos, olivas, jengibre.

Frutas: cítricos, limón, naranja, toronja, piña, betabel, fresa, durazno, cereza.

Granos: trigo.

Proteína: pollo, hígado, yogurt.

Sazonadores: vinagre, comino, cardomomo.

Jugos: de cualquier verdura o fruta.

ENCUENTRA EL AIRE EN TU RUTINA

1. Encuentra el poder de este elemento en un lugar con aire fresco. Inhala la fragancia de una flor, de la naturaleza…

2. Respira profundamente un par de veces cuando necesites conectarte con el aire o cuando necesites descansar tu mente.

3. Abre las ventanas del auto, percibe el aire en tu cuerpo e identifica las sensaciones que se despiertan en éste.

4. Conéctate intelectualmente con un grupo de amigos; hablen del mundo, de sus diferentes perspectivas. Esto estimula tu mente y la abre para producir nuevas ideas.

5. Escucha música con flautas o con otros instrumentos de viento. Esto le da un descanso a tu mente y activa el aire en ti.

8

Fuego

El fuego es creativo y destructivo. Su modo es activo y nos proporciona la fuerza de la pasión a través de la energía de vida (sexual). El fuego es el transformador que convierte la energía de los objetos en otras formas: en luz, ceniza y humo. Es eléctrico y tiene propiedades creativas.

La característica principal del fuego es que es caliente y el calor no puede ser contenido ni limitado. El calor es creativo e invita al cambio, es transformador y no se puede erradicar. Está presente tratando de sobrevivir todas las situaciones. Si juntas un objeto caliente con un río, el calor se transfiere al río. El calor no es definible y no tiene límites. Se puede mover para armonizar la diferencia en temperatura. El calor es una actividad y está en constante movimiento; por ejemplo: el sol nos proporciona su calor penetrando cualquier barrera. Los demás elementos dependen del calor para poder transformarse: de un estado sólido a uno líquido, de uno líquido a uno gaseoso (evaporización), etcétera. Cuando es físico se asocia a las llamas, al humo, al calor, al rayo.

A nivel espiritual el fuego simboliza la luz y alimenta el espíritu, la autoestima y la determinación.

El fuego purifica y despierta al alquimista, a lo que llamaban el matrimonio alquímico. Con este fuego uno se da cuenta de sus momentos de conciencia y de los instantes en que nos percatamos de algo. El fuego es la reserva que abre el corazón. En la alquimia, el fuego es el motor que hace que las cosas sucedan. El fuego regala calor al corazón, a la mente y al cuerpo. Es el elemento que necesitamos para continuar en nuestro proceso hasta que suceda la transformación. Este elemento es masculino: es el cambio, la motivación, la creatividad, el poder personal, la pasión y la sensualidad. En la sexualidad, es el elemento tanto de la parte física como de la parte espiritual.

Las personas que tienen mucho fuego se sienten muy estimuladas durante la tarde y tienden a trabajar más. El fuego posee los siguiente atributos: sexy, apasionado, directo, entusiasta, expresivo, activo, estimulado, radiante, divertido, generoso e inspirador. Las personas con mucho fuego poseen cualidades para ser buenos líderes y les encanta la experiencia. Cuando tienen el fuego alto necesitan controlar sus energías para no cansarse ni sobresaltar a las personas más sensibles. Necesitan controlar su culpa y su negatividad. Lo anterior puede propiciar que se irriten fácilmente, o que sean egocéntricos: necesitan ser reconocidos y admirados. El fuego puede ayudar a las personas que son letárgicas.

Si en tu energía el fuego es bajo por las tardes, tal vez necesites estimulación como el café, el alcohol, el azúcar o el chocolate para continuar con tu día. En estas circunstancias puedes carecer de pasión y de chispa, tener falta de acción y autoestima baja, y ser introvertido. Las personas a las que les falta el fuego normalmente no saben qué hacer con el éxito y no les gusta estar en el radar. Las expresiones emocional y creativa pueden ser difíciles y cuesta mucho esfuerzo adquirirlas. Si te hace falta la energía del fuego, puedes activarla lanzándote un poco para lograr tus metas, ser más vital, aprender a tomar iniciativa y dejar de desacreditar tu valor personal y tus cualidades.

Para obtener los beneficios de esta energía debemos controlar el aspecto destructivo del fuego, al cual no hay que ver como algo negativo. Más bien hay que aprender a mantenerlo bajo control. Por ejemplo, los incendios en los bosques pueden ayudar a limpiar el lugar para crear nueva vida, pero si no son controlados pueden destruir el bosque entero. Si tu fuego está fuera de control, te irritas, te enojas o tiendes a agredir a los demás.

Mientras mejor nos conocemos, tenemos más claridad de mente y podemos transformar lo que no queremos y crear, a través de esta energía de vida, lo que queremos. Por ejemplo, si estás enfermo y sabes qué tienes, puedes dar los pasos adecuados para sanar. Si aceptas que eres muy enojón y sabes cuál fue la razón específica que causó tu molestia, puedes comenzar a transformar la situación. Lo harás al investigar cuál es la creencia que tienes que dejar ir y actuar para cambiar. También lo harás para adoptar una creencia que funcione y actuar para que suceda. El fuego alimenta esa inquietud de conocerte y despertar; sin este motivador es poco probable crear más conciencia.

Jugar con fuego requiere conocimiento. Es posible que este elemento nos asuste un poco, porque nos han enseñado que jugar con fuego es peligroso. Aprender a jugar con él y usarlo para expandir nuestra capacidad de expresión, de pasión, de sensualidad y de transformación nos ayudará a ser más vibrantes, más creativos, sexualmente libres y aventureros.

PODER PERSONAL

El poder personal es la habilidad de cambiar la dirección de tu vida, lo cual requiere que actúes. Si no hacemos nada, las cosas permanecen como son; el fuego es lo que alimenta esa decisión consciente para dar pasos para crear más bienestar, éxito, salud, dinero o trabajo. Por ejemplo, el poder personal en las relaciones lo puedes ver de la siguiente manera: si alguien te es atractivo, actúas para invitarlo a salir; si decides que es la persona para ti, tomas acción y le pides una relación más seria. Los deseos y los anhelos son los que alimentan este poder personal. El deseo está acompañado de placer, gozo y un sentido de bienestar. Si nuestra creencia es que el deseo es algo malo, que el placer es un pecado o una recompensa por tu sacrificio, no es fácil tomar acción de una forma que te motive, porque la culpa o la vergüenza siempre van acompañadas de esta acción. En cambio, si aceptas tu deseo, disfrutas ese bienestar y actúas desde este espacio, es mucho más fácil crear lo que quieres porque tu motor que es la motivación, está lleno de emociones y sensaciones que se sienten bien.

El poder personal está directamente relacionado con tus creencias. Los deseos, el placer, el bienestar, la libertad, son expresiones de este poder personal. En el momento que dejes ir lo que no es para ti e invites nuevas creencias o experimentes nuevas formas de expresar quién eres, estás llenándote de poder. El poder personal tiene la relación más fuerte con el fuego y la energía de vida o sexual que es la que te nutre. Si estás en tu poder personal se debe sentir bien; si crees estar en tu poder, pero tienes emociones que no se sienten bien o algo en tu cuerpo reacciona con malestar, no estás en tu poder. Así que observa cuando estés en tu poder con algo que te haga ser más radiante y sentir maravilloso, y aplica esta referencia en las demás áreas de tu vida.

LÍMITES PERSONALES

Los límites son un lugar que es tu espacio personal, que es seguro y que no puede ser tocado. Los límites son importantes para poder tener intacta tu integridad, tus principios personales y se basan en la claridad de mente que tienes de lo que quieres y no quieres en tu vida. Algunos surgen de creencias llenas de moral, y son los que pueden crear hoyos que son originados por la vergüenza o la culpa. Estos límites son fáciles de traspasar, porque cuando no estás en tu poder y tienes claridad de un límite real o actual, es muy fácil ser manipulado y esto fuga energía y cualquiera puede traspasarlo. Lo vemos mucho en personas que son muy influenciables o que se dejan manipular fácilmente.

También tenemos límites basados en la realidad, en el propio conocimiento consciente, que son los que tenemos claros. Teniendo un límite claro podrán tratar de convencerte para hacer algo que no quieres y no lo lograrán. Si nuestros límites están claros podemos tener más espacio para estar abiertos.

Hablo de este tema en este capítulo ya que para que el fuego pueda ser contenido y no se desborde, tener tus límites establecidos y respetar los de los demás es esencial, si no el fuego puede traspasar cualquier límite y eso puede causar caos o destrucción. Lo importante con los límites es tener la flexibilidad de ir empujándolos. Si son muy rígidos no tenemos mucho espacio para vivir nuevas experiencias en la vida. El extender tu límite tiene que basarse en tres cosas: que se sienta bien, que sepas que no te va a lastimar y que estés consciente de las consecuencias y aun así decidas hacerlo. Estos límites reales los tenemos en todos los elementos.

Tierra: Son los límites creados por tu cuerpo para proteger tu salud y supervivencia del mundo externo. Por ejemplo, la piel es el límite de tu cuerpo. Te protege de que ninguna toxina o bacteria externa atraviesen a tus órganos internos y así mantienes tu salud. Tus músculos también tienen límites que te protegen de que no haya alguna lesión. En el yoga es muy claro cuando tu cuerpo no puede ir más allá o no es tan flexible. En esta práctica empujamos los límites y es importante reconocer hasta dónde hacerlo para ir creando más flexibilidad pero sin lastimarnos.

Agua: Estos límites tienen que ver con tus emociones. Si tú ya sabes que no se siente bien que te chantajeen, no entras a ese juego. Si no te gusta el drama, dejas de darle cuerda a la otra persona y te retiras hasta que puedan tener una plática adulta. En este caso es importante cuidar tus emociones y ser flexible a la hora de escuchar, pero sin permitir que esto te afecte. Estos límites puedes empujarlos viendo una película o una obra de teatro: te llevan a sentir muchas emociones, pero sólo las sientes, no te identificas y permites que fluyan porque te sientes seguro. Por eso el cine es tan popular, porque podemos sentir cosas que no nos permitimos en la vida real.

Aire: Son los límites psicológicos e intelectuales. Definen qué es lo que permitimos entrar a nuestra mente. Las ideas, filosofías, doctrinas, sermones, música, cine. Qué tipo de contenido queremos tener y cuál nos daña o no nos hace sentir bien. No todo lo que leemos o vemos, por más bueno que parezca, significa que sea para ti. Podrás leer muchos libros, pero eso no significa que te creas todo lo que dicen. Tu capacidad de discernir está relacionada con el nivel de conciencia que tengas. Si ya sabes quién eres y qué no se siente bien, ¿para qué dejas entrar ese contenido a tu mente?

En las relaciones personales también los límites psicológicos te protegen de la culpa, la vergüenza o la amenaza. En estos casos puedes escuchar, pero ya no reaccionas a las palabras de los demás. Cuando alguien está muy enojado o con ira, tiende normalmente a decir cosas de las que después se arrepentirá. Con la euforia pasa mucho en las fiestas que la gente está pasándola tan bien que les ofreces alguna droga o alcohol y lo toman fácilmente. Si tienes tus límites sumamente claros, estas situaciones no pueden afectarte.

Fuego: Son los límites que cuidan tu integridad, poder personal y energía sexual en el plano físico. Nos dan la capacidad de decir que no o de expresar nuestra ira de una forma limpia. La ira se expresa cuando nuestros límites han sido cruzados. Si aprendemos a usar este elemento, podemos decir que no cuando realmente lo sentimos y no decir sí cuando no queremos. Dentro de la sexualidad, los límites son esenciales porque estamos lidiando con el fuego en todo su poder. Por ejemplo, si tu principio es que usas condón en tus relaciones, puede ser que la persona no lo respete o trate de que cambies de parecer a la hora de tener sexo; si tienes claro que ese es tu principio y que es importante para que te sientas segura y bien, no podrás cambiar de opinión. Si tienes dudas o terminas rompiendo el límite es porque tu claridad en este principio no es total. Por eso la sexualidad ha sido un tabú, porque el fuego puede traspasar todos los límites y debemos aprender a contenerlo, mas no a reprimirlo.

Éter: hablaremos de este elemento más adelante, pero aquí la energía también tiene sus límites. Tú lo sientes cuando alguien se acerca y no te sientes cómodo, o cuando alguien que acabas de conocer termina cerca de ti y se siente bien. Es importante que sean guiados por tu sensibilidad energética y no por la historia en cuanto a lo que esa energía significa. Estos espacios intocables son importantes, ahí guardamos la energía de la creatividad, de las emociones y la que nos ayuda a vivir todos los días.

ENERGÍA SEXUAL O DE VIDA

La energía sexual es la energía de vida. Nos crearon durante el sexo y nacimos de él. Esta energía es la creadora no sólo de los seres humanos, sino de las grandes ideas, visiones, obras de arte, libros, piezas musicales y expresiones personales. La energía de vida es la que nos da pila para que funcionemos adecuadamente en el plano físico. En la medicina china es la energía Ying que nos restaura y es la reserva de energía que tenemos para el futuro. Este tema ha sido un tabú y algo prohibido por las sociedades, religiones o filosofías espirituales, precisamente porque las altas jerarquías saben el poder que tiene esta energía y quieren que el poder sea sólo de algunos. Quieren seguir controlando y manipulando a la gente a través del miedo, la culpa y la vergüenza.

La sexualidad es el tema en el que vivimos más estos pensamientos y emociones. Ustedes se darán cuenta de que una persona que acepta su sexualidad y la disfruta no sólo se ha liberado de la culpa o del miedo en cuestiones sexuales, sino que tiene menos moralidad, acepta con más facilidad quién es y logra romper con creencias que lo han mantenido en una caja.

Este conocimiento de la energía sexual es esencial: no sólo te ayuda a ser mejor amante, también a tener todas las herramientas que ofrece la energía sexual y la forma en que aprendes a direccionarla para utilizarla en sus múltiples formas. Con la energía sexual podemos crear más poder personal, nos librera de las creencias que nos mantienen estancados y podemos vivir con más placer y gozo. Con ella transformas. Si soy libre realmente puedo comenzar a crear la vida que deseo utilizando esta energía para tomar acción con determinación.

Crecimos con tanta moralidad en relación al sexo, que sin saber lo que estamos haciendo es reprimir o evadir esta parte de nuestro ser que es tan importante para nosotros. Estas actitudes lo que hacen es tratar de apagar un fuego que es casi imposible de apagar. En la naturaleza la tierra se calienta con él, el viento lo hace más grande, el éter le da espacio para moverse y el agua podrá apagar un fuego pequeño, pero el fuego es más poderoso y por más agua que le avientes no va a lograr apagarse. Es por eso que el miedo, la culpa y la vergüenza están relacionados con el sexo. Son las únicas emociones que lo pueden apagar y en consecuencia apagan tu poder para transformar. Si dejamos ir esta moralidad y emociones que atentan contra nuestro bienestar estamos alimentando el fuego para crear más pasión, vitalidad, creatividad y transformación en nuestras vidas. Esto no significa que tengas que tener sexo todo el tiempo, al menos que se sienta bien y sea tu elección.

Hay diferentes caminos para que tu fogata dure mucho tiempo y que puedas hacer del fuego una práctica personal. Estos pasos te pueden ayudar a activar el fuego:

1. Habla de sexo, conoce qué hace esa energía y cultiva tu mente con este tema.
2. Deja de sentirte culpable, con miedo y vergüenza. El sexo y esta energía son naturales y esenciales para nuestra existencia.
3. Activa tu sensualidad. Ya sea con baile o percibiendo los diferentes elementos en tu cuerpo.

4. Practica el autoplacer. Tócate en formas que te hagan sentir bien en todo tu cuerpo. Si quieres activar más esta energía, usa la masturbación con conciencia. Toda la información la encuentras en mi libro *Del punto A al punto G*.

La energía sexual así como tiene la capacidad de crear, también puede destruir. Este tema de la sexualidad, sobre todo en las culturas latinas o muy religiosas, está tan relacionado con las creencias y la moralidad que podemos utilizarla para descubrir esas creencias raíz y los patrones. Al tener claridad de cuáles son, podemos decidir transformarlas usando nuestro fuego interno.

La energía sexual puede confrontarte o mover todos tus cimientos de valores, de quien eres. No sólo estas liberando tus deseos sexuales, sino que estás liberando quién eres utilizando esta energía con conciencia, ya sea a través del sexo o sintiendo las sensaciones de deseo y excitación en en ti.

DESEO

El deseo es la acción y efecto de desear, anhelar, sentir apetencia o aspirar a algo. Es un impulso hacia algo que se apetece. El deseo es un anhelo por cumplir una voluntad o saciar un gusto.

La energía sexual es la que nos da vitalidad, creatividad y nos hace sentir bien. Es la que motiva nuestros deseos. Los deseos son la fuente de nuestra motivación para actuar; forma parte de la naturaleza humana y es uno de los motores que impulsan la conducta. La persona que desea algo activa la conducta que lleva adelante diversas acciones para satisfacer sus anhelos. El emprendimiento parte de un deseo, y este anhelo es el camino para alcanzar la felicidad. La mayoría de las personas hacen lo necesario para obtenerlo. Si realmente no deseas algo, es difícil que pase. Tenemos que desear desde el espacio de que algo se siente bien o nos da un beneficio para poder tomar la acción necesaria. El deseo se mueve desde el bienestar, el amor. Si deseamos algo con apego, miedo y pensando que ese deseo nos va a hacer felices, el bienestar no es durable. El deseo debe de ser puro y honesto.

Hay varios tipos de deseos que provienen del fuego:

1. *Deseo carnal.* Es el deseo sexual que es un aspecto de tierra. Aquí se desea a nivel biológico, porque lo que queremos es la supervivencia como especie. Esto lo sentimos cuando estamos ante la presencia de alguien y solo queremos tener sexo. Lo experimentamos porque biológicamente puede haber compatibilidad para procrear. Muchas veces la gente se siente culpable de sentir este impulso, pero si lo vemos como una cuestión biológica natural podemos aceptarlo. Esto no significa que tomes acción, el simple hecho de sentirlo te ayuda a transformar ese deseo y direccionarlo a algo más.

2. *Sexo por placer.* Este deseo es natural, ya que está en nuestra naturaleza el tener sexo para crear más bienestar en nuestra vida. El sexo activa los neurotransmisores que nos hacen sentir bien; además, hay conexión, placer y es divertido. Más que un impulso se siente como una atracción, percibes sensaciones más sutiles en el cuerpo como incremento de temperatura, cosquilleos o vibraciones. El tacto con la otra persona se siente bien. También se necesita en tu vida personal el autoplacer o masturbación.

3. *Sexo transformador.* Es la intención personal de usar esta energía para abrir espacio o apoyar alguna causa en el

autoplacer o masturbación. Si lo compartes con alguien, ambas partes deben entrar en el juego sexual con una intención específica, ya sea para meditar, crear, sanar emociones o abrir el corazón. En mi libro *Los colores del amor* describo los diferentes orgasmos y su poder de transformación.

4. *Deseos internos.* Estos deseos se refieren a crear nuestro mundo interno. Bienestar, creencias nuevas, fortaleza, creatividad, manejo de emociones, expresar quién eres, etcétera. Estos deseos son los que nos motivan para aprender, descubrir y experimentar la vida que deseamos.

5. *Deseos de acción.* En ellos está el poder de alcanzar tus objetivos y metas profesionales. En las relaciones, crear conexión, intimidad o amistad. Los que te mueven a crear nuevos hábitos, proyectos u obtener más éxito o dinero.

6. *Deseos físicos.* Este deseo implica lo relacionado a lo material. La televisión nueva, los zapatos que viste en la tienda, un viaje a alguna playa.

Todos los deseos provienen de la energía sexual. Muchas veces el deseo surge por el recuerdo de vivencias pasadas que resultaron placenteras, y cuando no se expresa genera tristeza o nostalgia. Otros deseos son impuestos por la sociedad, religión o medios de comunicación.

Observa la naturaleza del deseo y si realmente es genuino. El desear es nuestro motor, pero la mayoría de las veces tenemos muchos deseos que no suceden. Si nos enojamos, nos aferramos o lloramos porque el deseo no se nos cumple, estamos creando más bloqueos. Por eso es tan importante expresar el deseo. Con el simple hecho de hablar o compartir con la persona el deseo que tienes, éste se siente real en nuestro cuerpo y mente. Como no lo estamos reprimiendo, esa energía se mueve y el deseo se disuelve. A continuación describo dos ejemplos.

1. Ves a alguien que te gusta. ¿Qué puedes hacer?

◊ Empezar el juego de la seducción que trae energía. Si te dice que sí, estás feliz. Si no te hace caso, te pones triste.

◊ Lo ignoras y reprimes. Te dices que no es cierto, porque te da miedo. Pase lo que pase, ya sea que te hagan caso o no, sientes un vacío o malestar.

◊ Lo puedes expresar a esa persona. Puedes bromear, coquetear o incluso expresarlo en palabras: "Estás muy guapo. Tengo curiosidad. Quiero darte un beso". Esto puede sonar muy directo, pero el simple hecho de expresarlo disuelve el deseo.

2. Quieres un vestido o traje nuevo.

◊ Te paras afuera de la tienda viendo el vestido y te quejas de que no tienes el dinero, que no te alcanza, que nunca podrás tenerlo, que te verás gorda o mal en él.

◊ Ignoras ese deseo y piensas en ese vestido todo el tiempo y en lo que tendrás que hacer para podértelo comprar.

◊ Ves el vestido y piensas lo bien que te sentirías en él. Te imaginas en la fiesta o tu cita de trabajo así vestida. Incluso puedes probártelo, tomarte una foto. Esto te dará un sentimiento de bienestar.

Los deseos son para expresarse, y el simple hecho de hacerlo verbalmente, imaginarlo o incluso decirle a la otra persona lo que se desea, hace que esta energía se mueva sin quedarse estancada provocando malestar.

Te invito a que explores el deseo de esta forma. Pregúntate cuáles son tus deseos honestos. Qué sientes con cada uno. Si eres más animado, exprésalo con respeto. No pierdes nada y se siente muy bien el simple hecho de decirlo. Sólo ten cuidado de no tener ninguna expectativa, y recuerda que la respuesta de la otra persona no es tu responsabilidad y que si no comparten el mismo deseo es válido. Solo exprésalo y libera es energía.

FUEGO Y MALESTAR

El fuego en su forma pura se puede sentir como pasión, sensualidad y creatividad. Otra de las formas en que se manifiesta es con el enojo, ya que éste se transforma en pasión. El malestar sucede cuando no nos sentimos bien, ya sea física o anímicamente. Es muy natural ver que después de días o meses de no sentirse bien físicamente surge un enojo. La enfermedad física es una oportunidad que tenemos para dejar ir, quemar esos pensamientos o creencias que no nos hacen sentir bien. De los síntomas del cuerpo salen los pensamientos que producen lo mismo en la mente y, por ende, en la emoción. Así que estás limpiando estos tres niveles.

Ninguno de nosotros se quiere sentir mal. A nivel físico muchas veces nos pasa y no nos queda de otra que estar en cama o dormir. Tenemos que aceptar que no tenemos energía y estamos sanando. Muchos, para salir del malestar físico lo más pronto posible, toman pastillas o se distraen viendo tele o se obligan a trabajar para más tarde caer peor de lo que estaban. Cuando nos forzamos a no sentir malestar no le damos tiempo al fuego de hacer su proceso de transformación, y ya sabemos que lo natural es que antes de sentirnos bien, nos sentimos mal por un rato cuando estamos transformando.

Nuestros pensamientos también pasan por su malestar. Normalmente no lo sentimos ni vemos porque estamos activos todo el tiempo o adictos a lo que nos hace sentir bien. Cuando queremos dejar algo, ya sea una creencia, pensamiento o una adicción tu ser se resiste, porque al dejar tu hábito siempre surge un malestar para lograr transformarlo y crear uno nuevo. Como no queremos sentirnos mal, volvemos a caer una y otra vez. Dejar el alcohol, el tabaco, las drogas, el azúcar, el drama y las creencias raíz cambia quién eres en todos los niveles. Con el cambio surgen todos los pensamientos que ya no te sirven y salen a la superficie, como el enojo, la amargura, la frustración, etcétera. Todos esos sentimientos de los que normalmente queremos escapar y que ahora no podemos porque nos comprometimos a dejar algo. Ese compromiso es la gran oportunidad para el cambio. No es sencillo quedarte en este estado permitiéndote sentir esa amargura, enojo y negatividad. No queremos escuchar la conversación real de tantas creencias o de nuestro pasado que tiene nuestra mente. Como nos juzga, todas esas voces internas del bien y el mal salen con lo peor que te dices a ti mismo. Muchos les llamarán los demonios internos, y pueden llegar a serlo. Cuando los escuchas, puedes darle más cuerda a esta conversación abusiva que te lleva de nuevo a las adicciones o buscas cualquier ruta de escape para sentirte mejor. Te tomas un tequila, droga, tabaco, te desquitas o culpas a alguien o te acabas una pizza entera. Como en el momento todas estas sustancias, incluyendo la culpa, activan neurotransmisores que te hacen sentir bien, crees que esa sustancia o emoción es la respuesta. Pero ni el sexo, ni las drogas, ni las personas te llevan a tener un bienestar durable. Es una cuestión de gratificación instantánea que sabes que después de veinte minutos vas a querer más y surgen de nuevo esos pensamientos que son un proceso de depuración. Tu mente lo que quiere es libertad y siempre lucha para conseguirla. El fuego le va a ayudar a quemar lo que ya no es necesario y el agua va a permitir a que fluyan las emociones para que se disuelvan.

En este libro estamos aprendiendo las herramientas para poder estar conscientes en este proceso del fuego, que es el más difícil de sobrepasar. Ésta es la parte de la transformación que duele, que no es fácil, pero que es necesaria para quemar, depurar y darle el poder a la transformación.

No te desanimes. Este momento de estar en fuego puede ser manejable y, como ya viste, no es la única forma de encender tu vida y cambiar. El placer, la pasión, la energía sexual, la creatividad son herramientas que logran lo mismo ¡y que se sienten muy bien! Usa tu fuego en toda su expresión.

CUERPO FISICO

A nivel físico el fuego gobierna el corazón y el intestino delgado. Ambos órganos son responsables de darnos energía limpia. El corazón absorbe el aire y lo convierte en oxígeno, que es el que transforma las impurezas de la sangre y la manda de regreso a nuestro cuerpo. El intestino delgado es responsable de separar los nutrientes de los tóxicos, de transformar los alimentos que consumimos.

Desde la perspectiva yogui, el elemento del fuego se centra en nuestro sistema digestivo y le llamamos *agni*. Éste nos ayuda a metabolizar en energía y conciencia el alimento que comemos y las experiencias que tenemos. El metabolismo es la gasolina de la transformación.

El fuego también se usa a nivel energético para limpiar los bloqueos energéticos. Las personas que tienen mucho fuego pueden sentir ansiedad, tener problemas al dormir, exceso de sudoración, percibir sonidos, sentirse un poco mareados, acné, dolores de cabeza, sentir quemazón en el cuerpo.

Si te falta este elemento puedes sentir fatiga, falta de interés y debilidad.

Mucho fuego seca el agua, afectando nuestra lubricación y las articulaciones, incluso nuestras emociones. Provoca sinusitis o una garganta inflamada. Afecta al intestino delgado, causando estreñimiento, infecciones, diarrea o problemas de las vías urinarias. Nuestro corazón, con exceso de fuego, provoca depresión, ansiedad y problemas para dormir.

Si tienes estos síntomas observa este elemento, expresa y conecta más con el elemento del agua para hidratarte.

Muy poco fuego provoca exceso de agua afectando la digestión, el metabolismo, la menstruación y problemas con las articulaciones.

Meditación

Esta meditación activa tu fuego interno y se usa mucho en las prácticas de tantra para activar tu energía sexual, que después puedes utilizar ya sea para transformar algo, liberar o para la creatividad.

Párate con las piernas separadas a lo ancho de las caderas y los pies bien aterrizados en el piso. Dobla ligeramente las rodillas y checa que tu peso este distribuido en el centro de tu cuerpo, ni muy para adelante ni muy para atrás. Comienza moviendo la pelvis hacia atrás en la inhalación y hacia adelante en la exhalación. Inhala con la nariz y exhala por la boca, comienza lentamente y ve aumentando el ritmo, hasta que sea un movimiento fluido acompañado por tu respiración. Al terminar de hacerlo, por dos minutos encuentra la quietud y observa las sensaciones en tu cuerpo. Ahora lleva la pelvis hacia adelante en la inhalación y hacia atrás en la exhalación, comienza de igual forma lento y ve aumentando el ritmo. Al terminar de nuevo encuentra la quietud y observa las sensaciones.

En esta meditación, además de activar la energía de vida o sexual, durante la inhalación nos abrimos para ser receptivos, y en la exhalación liberamos la energía de las cosas que no queremos o usamos la energía de penetración, que es el enfoque o la acción.

Yoga

En esta práctica el elemento del fuego se activa en el uso de los *bandhas*. Estos *bandhas* estimulan y le dan vigor a tu cuerpo para quemar las toxinas, aliviar la congestión y la tensión. Los candados energéticos son tres: el *mula bandha*, que se encuentra en el perigeo y es el que activa la energía sexual; *dhuddiyana bandha*, localizado en el centro de tu abdomen. Éste es el que activa las emociones y es el centro de la transformación, por eso este candado y el tipo de respiración son tan importantes en el yoga. El tercer candado es el *jalandhara bandha*, que nos ayuda a contener el fuego y el *prana* o energía dentro del cuerpo.

En nuestra práctica percibimos o activamos el fuego cuando queremos crear calor en las diferentes áreas de nuestro cuerpo, ya sea manteniendo la postura por un tiempo extendido o con una práctica más activa, como la *ashtanga*, *bikram* o el *hot yoga*. Si tienes poco tiempo, estas dos posturas te ayudarán a activar el fuego.

Torsión sentada

Las torsiones incrementan la sangre, el flujo de oxígeno y apoyan nuestro sistema digestivo activando el *agni* o fuego interno. En el yoga hay muchas torsiones que puedes elegir. La que te voy a dar ahora es una que puedes hacer sin la necesidad de calentar y en la comodidad de cualquier silla.

Siéntate con tus glúteos y piernas en la silla colocando ambos pies en el piso al ancho de las caderas. Inhala con tu espalda bien recta y en la exhalación lleva tu mano derecha hacia atrás y colócala arriba de la silla; con tu mano izquierda sostén tu rodilla derecha. Crea esta torsión desde tu baja espalda y tu abdomen. Puedes mirar hacia el lado derecho. Mantén la postura mandando tu respiración a esa área de tu cuerpo de 1 a 2 minutos. Ahora repite hacia el lado izquierdo.

Inversiones

Las inversiones incrementan el flujo de la sangre, limpian el hígado y nutren el sistema digestivo haciendo que las toxinas salgan creando calor interno. Puedes hacer el parado de cabeza o *Shirsasana*, o el parado de hombros o *Sarvangasana*. Si no tienes conocimientos de yoga, puedes hacer esta postura:

Acuéstate en el piso cerca de una pared. Recarga tus glúteos en el piso lo más cerca de la pared y lleva tus piernas hacia arriba, recargándolas en el muro. Es importante que estés derecho y que tu cuello esté alineado con tu pelvis. Baja la barbilla ligeramente hacia tu pecho para que actives el candado *jalandhara bandha* y mantengas el fuego en tu cuerpo. Puedes cerrar los ojos y vas a sentir cómo la circulación baja hasta tu cerebro.

Esta postura además te ayuda a descansar tus piernas. Mantén la postura entre 5 y 10 minutos.

ALIMENTACIÓN

Fuego

Sabor: agrio
Órganos: corazón e intestino delgado.
Sentido: gusto.
Beneficio: estos alimentos reducen el calor y los fluidos secos. Ayudan a personas que son lentas, tienen sobrepeso, exceso de calor interno y son agresivas.
Colores: rojos.
Hierbas: las que pican, tienen espinas o las calientes, los chiles, la buganvilia, los cactus.

Alimentos

Verduras: lechuga, arúgula, berros, tomates, jengibre.
Frutas: cítricos, duraznos, ciruelas, zarzamoras, fresas.
Proteína: Cordero, venado
Sazonadores: chiles, pimienta cayenne
Estimulantes: vino, cerveza, café, té, cacao y alimentos calientes.

ENCUENTRA EL FUEGO EN TU RUTINA

◊ Los baños de sol durante diez minutos al día son reco-
mendables para activar el fuego y tu vitamina D. Percibe

las sensaciones de esta experiencia y cómo afectan tu cuerpo.

◊ Muévete. El movimiento nos reconecta con nuestro cuerpo y activa el fuego. Haz ejercicio, baila, camina o haz yoga.

◊ Medita frente a elementos de fuego. Puede ser una fogata, escuchando el crepitar de la leña, observando el humo. Prestar atención a una vela y a la energía del fuego.

◊ Siente tu sexualidad y tu sensualidad. Usa ropa que te haga sentir sexy; coquetea con alguien.

◊ Coloca tus manos en tu plexo solar y respira durante unos minutos. Mucha de la energía de vida está en este centro.

Éter

El quinto elemento de la alquimia es el éter, y describe al espíritu más allá de la materia. El éter es la fuente de la energía y su potencialidad. Este elemento es un océano de energías del cual todo surge y provee el espacio y balance para que los demás elementos se desarrollen. Sin este espacio no hay cabida para que las emociones, la mente, la energía de vida y el cuerpo puedan funcionar adecuadamente. Lo que hagas con el fuego, el agua, la tierra y el aire afecta el espacio. Debemos abrir espacio para que haya oportunidad de transformar o recibir experiencias nuevas y debemos cuidar y nutrir los demás elementos para que este espacio se llene de cosas que queremos. Este elemento es la conciencia pura que contiene la esencia de los demás elementos y la manifestación de nuestra naturaleza espiritual. Esto quiere decir que el éter nos hacer ver las cosas por lo que son, más de acuerdo a la realidad y no por la percepción propia de nuestros sentidos.

Este elemento es un sentido interno, la parte más alta de nuestro ser que es receptiva a los cambios y que es la que despierta a nuestra conciencia. Se le podría llamar el observador. La cuestión es que desde este elemento hay que observar sin juzgar, sin encontrar significado, simplemente ver las cosas por lo que son. La capacidad de percibir la realidad con nuestros sentidos pero sin ninguna interpretación, significado o historias creadas por la mente o nuestras emociones.

Si tenemos más espacio y aprendemos a percibirlo o acceder a él, nos hacemos más conscientes y podemos comenzar a vibrar, sentir o ver la energía. La energía está presente en todos lados. Es abstracta, lo que significa que no podemos percibirla a primer instancia por nuestros sentidos, pero es como un músculo que si se desarrolla, todos tenemos la capacidad de sentir esa energía o verla.

El éter es frío porque le falta el calor del fuego; es ligero porque no tiene el peso de la tierra y el agua; es inmóvil porque no tiene la naturaleza del aire. Este elemento es el más expansivo de todos, sin forma no tiene límites. Por ejemplo, cuando se forma el embrión el éter es el responsable para que se dé el cambio y el crecimiento.

Todos tenemos el potencial de incorporar este elemento a nuestras vidas, y es esencial para desarrollar nuestra conexión con el espíritu y la energía. El éter lo podemos fortalecer o despertarlo a través del trabajo interno de las diferentes etapas de la alquimia y el conocimiento de nuestro ser, mente, cuerpo y verdadera naturaleza.

Para crear espacio en tu ser debes ser curioso. Esta cualidad te abre, es libre, inocente, no necesita que nada pase, sólo tienes el deseo de descubrir otra parte de ti. Las personas que tienen este elemento pueden ser camaleónicas. Tienen la capacidad de adaptarse a cualquier situación y cambiar para ajustarse a cualquier lugar o persona. Son muy centradas y en general viven en armonía, paz y con muchos momentos de felicidad.

La falta de éter está conectada con nuestro sentimiento de duelo, cuando te sientes incomprendido y solitario.

Este elemento puede ser entendido de una mejor forma con la siguiente metáfora. Imagina que estás en tu casa en la que ya llevas años; todos los cuartos están llenos de muebles, cuadros, ropa, libros y memorias. La decoración fue de acuerdo a esa etapa en la que llegaste a esa casa. Hay un momento que las circunstancias de la vida hacen que te mudes. Llegas a una casa nueva, pero tú ya eres diferente. Esta casa está vacía. Tú eliges qué hacer con ese espacio, cómo decorarlo, pintarlo, qué cosas dejar ir, cuáles traer y qué cosas comprar. Lo mismo pasa con tu mente, cuerpo y emociones. Llega un momento en que la vida te hace cambiar o en que tú decides ese cambio. Ya no eres el mismo, y para comenzar cosas nuevas tienes que hacer espacio para que aparezcan. Si tu ser está lleno de cosas como la casa, no puedes comprar cosas nuevas. En este tiempo de cambio tú decides también qué emociones, pensamientos o creencias traer al nuevo espacio o dejarlos en la casa vieja. Es por eso que el éter o espacio es tan importante.

Podemos crear éter en nuestro cuerpo con la oxigenación apropiada y la respiración. Lo creamos en nuestras emociones depurando las historias y significados, y lo traemos a la mente dejando ir creencias y pensamientos que no nos sirven. Lo podemos ver claramente cuando tu elección ya no es entre dos cosas, cuando ya empiezas a ver las posibilidades y las múltiples elecciones. Del éter surgen la iluminación, los momentos de bienestar y la claridad.

Este elemento siempre se va a sentir bien y lo puedes utilizar para que el fuego trabaje poderosamente. Si traemos el calor a este espacio con conciencia, la transformación puede llegar a ser fuerte e incluso con momentos de dolor, pero el espacio que surge de ese trabajo siempre se va a sentir mejor de lo que dejaste.

Espacio

El espacio es la manifestación de este elemento en todo nuestro ser. El espacio se activa cuando nos vaciamos. Esto se ve de distintas maneras en los elementos:

Tierra. Es el ayuno que hacemos todas las noches, que es cuando dejamos descansar nuestro sistema digestivo y no estamos llenando nuestro cuerpo de alimentos o bebidas. También se activa después del día séptimo de la jugoterapia. En los *detox*, los primeros días dejas ir y después comienzas a sentir cómo se abre este espacio, sintiendo mucho bienestar, con calma de mente e intensificación de tus sentidos.

Agua. Cuando expresamos nuestras emociones. Por ejemplo, después de llorar uno se siente mejor. Hay un espacio que se observa porque ya no tienes lágrimas atoradas. Las sensaciones después de sentir son de bienestar, apertura y receptividad.

Aire. La meditación o el yoga te hacen observar los pensamientos, pero llega un punto en que ya no estás pensando, en que se abre tu mente al vacío. Ahí es cuando normalmente nos sentimos en un estado diferente de conciencia. Es una sensación alucinante, como cuando nos sentimos en un estado alterado o en otros niveles de conciencia. (Por ejemplo, cuando el corredor llega al punto en el que corre sin esfuerzo o cuando consumes alguna droga. Es una especie de clímax.)

Fuego. Cuando expresamos nuestra energía sexual y después del orgasmo estamos en una zona de quietud, bienestar y relajación profunda. Éste es un espacio en donde estás permitiendo que el fuego se calme. En las prácticas de transformación son necesarios los espacios de integración de lo que trabajaste para calmar el fuego, estar receptivo y hacer tuyo ese cambio.

Ya sea después de hacer el amor o de tener alguna terapia de cambio, date unos minutos para relajarte y absorber esta energía.

El éter necesita estar en balance. Si abrimos demasiado espacio en nuestra vida, sin estar claros de lo que realmente queremos, ya sea en cuestiones de salud, limpiando emociones o cambiando nuestros pensamientos, no sabremos con qué llenarlo.

Por eso en muchos trabajos espirituales se trabaja en tres pasos:

1. *El trabajo de dejar ir.* En este paso estamos en la primera etapa de la alquimia, liberando todo aquello que ya no funcione o no nos haga sentir bien.
2. *Se abre el espacio.* Aquí incorporamos las prácticas para abrir el espacio tanto a nivel físico, emocional y energético. Vaciamos nuestra casa interna por unos momentos. Se percibe en la sensación que surge después de dejar ir.
3. *Traer algo a ese espacio.* Este paso es importante, ya que al comienzo de esta alquimia debes traer algo a tu ser que quieres en tu vida, llenar esos espacios con una nueva intención. Si dejaste un hábito, incorpora uno que lo sustituya; si dejaste alguna creencia, trae una nueva a tu conciencia, etcétera.

Conforme avances en tu alquimia personal llegará un punto en que aprendas a estar en ese vacío, en ese espacio que no tiene nada. Estar en el estado de puro espacio también es algo que se adquiere con la práctica, porque nadie nos ha enseñado a estar en este vacío. Cuando aprendas a estar en ese estado ya no tienes que llenarlo de ninguna intención, nuevas creencias o hábitos, ya sólo es parte de ti creando más ligereza y luz en tu cuerpo, mente y espíritu.

El éter, así como los demás elementos, necesita de una nutrición. Por ejemplo, en su proceso de recuperación los alcohólicos dejan ir el alcohol con terapias que funcionan en todos los aspectos, tanto físicos como emocionales y mentales. Cuando dejan la bebida, muchos de ellos llenan ese espacio con un nuevo hábito, ya sea comer de más o fumar. Es difícil sólo quedarse en ese espacio que deja la adicción y que no pueda ser llenado con nada. Los hábitos son formas de llenar estos espacios. Para crear un bienestar integral es importante elegir hábitos que nos hagan sentir bien, nos beneficien y tengamos claros.

La nutrición es esencial para este elemento, ya que es tocado y conectado por la respiración y la dulzura del corazón. El amor es la forma más alta de nutrición. Si aceptas quién eres, amas y te dejas amar, puedes crear más éter en tu vida. Para generar más espacio en tu vida, la observación y la conciencia son esenciales; los límites personales también van a proteger el espacio que has creado.

CONCIENCIA

La conciencia se define como un acto mediante el cual una persona se percibe a sí misma en el mundo. Estar consciente es estar alerta o respondiendo a tu alrededor. Es el conocimiento reflexivo de las cosas, aquello que tú conoces. En cambio, las cosas inconscientes son las que aparecen y que son involuntarias o incontrolables para el individuo. Si una persona no es consciente se encuentra desconectada de la realidad y no percibe lo que realmente está sucediendo, lo entiende de acuerdo a sus creencias y emociones que no son reales.

Además de conocer quién eres, estar consciente es la capacidad para percibir la realidad sin identificarte con lo que pienses de ella.

El éter es de donde la conciencia emerge. Es estar despierto mediante un acto de percepción interna. Cuando hablamos del término "despertar en el mundo espiritual", nos referimos a la habilidad que tienes para percibir, sentir, estar consciente de eventos, objetos, pensamientos, emociones o patrones. Entre más atención tengas ante lo que sucede en ti mismo y tus alrededores, más fuerte se vuelve tu conciencia. En este estado ya sabes qué está pasando y las sensaciones o emociones que sientes al respecto de esta situación o tema. Ya tienes más despierta la capacidad para sentir con más detalle y profundidad. Muchos le llaman sensibilidad.

La conciencia entra en un estado de expansión, que significa que estás abriendo más espacio porque al observar lo que pasa, todo se va volviendo más sencillo y ya no hay tantas historias o significados que nublen esa simplicidad. Las cosas más simples expanden y crean espacio, por ejemplo estar en la naturaleza. El conocimiento de ti mismo y de cómo funcionan tus elementos te da las herramientas para que sepas qué hacer para crear más expansión y éter en tu vida.

Tú puedes decidir hacia dónde llevar tu conciencia y a lo que le darás más poder.

ILUMINACIÓN

La iluminación se ha vuelto, en las prácticas espirituales, la meta a la cual debemos llegar. Escuchamos las historias de Buda, Cristo, incluso del Dalai Lama y otros seres que han sido o son iluminados y creemos que eso nos va a salvar o nos va a hacer felices. La iluminación se ha convertido en una palabra a la cual cada persona le ha dado un significado, ya sea paz, gozo o un estado total de felicidad la cual viene acompañada por todo un sistema de creencias, moralidad y significado.

El verdadero significado de iluminación es la comprensión total de una situación. Esta meta nos ha hecho tratar de llegar a la iluminación pensando que si meditamos mucho, que si somos mejores personas, la vamos a alcanzar. Esto ha creado mucha presión y nuestra práctica espiritual se ha convertido en una meta para llegar a un premio y no en una práctica para crear más bienestar en nuestro ser. La iluminación no es algo que se obtiene, es un estado que emerge del espacio o éter que estás creando en tu vida.

La iluminación es una revolución que ocurre en donde tú te das cuenta de que tu ego/mente/identidad, como le llames, no es el centro de tu vida. Es la conciencia de que estás consciente y es el vivir en un estado constante de libertad y vulnerabilidad acerca de esos lugares donde no eres libre. Su teoría es que la iluminación no es algo que se alcanza, sino que surge del balance de tus elementos y el espacio que hay dentro de ti. No es una meta, no te hace ser superior, simplemente es el acto de estar consciente, alivianado y con espacio vacío en tu ser.

La iluminación es tu estado natural, así que deja de tratar de alcanzarla, simplemente relájate en la naturaleza de tu ser, aliviánate. Si sientes pesadez acerca de tu camino espiritual, tu

trabajo o relaciones, es posible que vayas hacia la dirección in-
incorrecta. El camino que decidas vivir debe de sentirse bien en
todos tus elementos.

Estos son algunos conceptos que describen la iluminación,
tomados del libro *A Course in Freedom. The Drunken Monkey Speaks*,
de Lawrence Lanoff:

◊ Todo lo que crees que sabes de quién eres y de qué se
  trata tu vida es probablemente incorrecto. Observa si
  siempre tienes necesidad de estar en lo cierto. Acepta la
  posibilidad de que realmente no sabes nada.
◊ Eres energía pura.
◊ La vida es infinita, ilimitada y está en constante cambio.
◊ Toda la energía puede ser cambiada. El universo energético dentro de tu mente puede cambiar.
◊ Tu mente es finita y nunca podrá llevarte a lo infinito. Si
  tu mente sólo tiene preguntas, nunca podrá llevarte a lo
  infinito, porque cuando te preguntas, cierras cualquier
  posibilidad de expansión.
◊ Tu conciencia energética te llevará a lo infinito.
◊ Despertar es darte cuenta de que tú no eres tu sufri-
  miento o dolor.
◊ En todo momento tienes la elección de si quieres vivir
  en el universo de la oscuridad o de la luz
◊ No te tomes absolutamente nada personal. No lo es. Todas las personas tienen sus propios problemas.

Cada momento del día te lleva hacia un camino, ya sea el camino hacia la expansión, la libertad y la apertura, o te lleva al
sufrimiento, la moralidad, la ira, la mitología y la miseria. Eso
no significa que un camino esté bien y el otro mal; más bien,

es pensar qué experiencia es la que quieres vivir. Lo que hagas en cada acción se torna importante; actúa con conciencia. No importa tanto lo que hagas, sino cómo lo hagas.

Todos hemos tenido momentos de iluminación, el crear más espacio en tu vida ayudará a que este estado surja sin que realmente trates de que pase.

ENERGÍA

El universo está lleno de materia y energía. Al igual que el universo, nosotros también. Todo lo que tiene materia y ocupa espacio (éter) tiene energía. En la física, la energía es la habilidad de hacer trabajo o la habilidad para mover o cambiar la materia. La cantidad de energía que tiene algo se refiere a la capacidad que tienes para causar que las cosas pasen. La definición de energía es la fuerza y la vitalidad que sostienen nuestra actividad física y mental.

La energía tiene propiedades importantes:

◊ Siempre se conserva. No puede ser creada o destruida, pero puede ser transferida entre objetos o sistemas con la interacción de fuerzas. Por ejemplo: la energía de los vegetales es transferida al sistema digestivo que las digiere.

◊ Viene en múltiples formas y puede ser convertida de una a otra. La energía cinética es la energía del movimiento, y la energía potencial es la que está contenida en los objetos de acuerdo a su posición o configuración.

◊ Es abstracta, pero la podemos sentir a través de vibraciones, sonido, sensaciones en el cuerpo o incluso podemos verla.

La realidad energética es la que más influencia y poder tiene en tu vida. La puedes experimentar como un flujo en tu cuerpo. Detrás de todo lo que percibimos con nuestros sentidos está esta realidad energética. Si aquietas tu mente y observas lo que pasa en tu cuerpo al momento de leer esto, podrás sentir alguna sensación, algún flujo que te está enseñando algo a nivel energético.

Todas las personas que conocemos tienen su propia energía, tienen un sabor diferente. La energía puede cambiar de acuerdo a con quién interactúes. Esto no significa que alguien te la quite o te drene. Ya sabemos que la energía no se destruye, lo que pasa en estas situaciones es que la estás enfocando en historias, dramas o en tu percepción de la otra persona que hace que se transfiera a estos pensamientos y tu cuerpo se quede sin ella, por eso te sientes cansado.

Tú tienes el poder de tu propia energía. No puedes drenar o ninguna otra persona te puede drenar; es el pensamiento o la historia acerca de la otra persona o situación lo que hace que la energía se acumule en un solo lugar. Tú tienes la decisión de con quién compartir tu energía, ya sea en el trabajo, en los compromisos sociales o en las relaciones; la cuestión es elegir las que te hagan sentir bien. Si nos conectamos con esta realidad energética y la seguimos, las cosas comienzan a suceder sin mucho esfuerzo. Es lo que llamamos "fluir".

Poco a poco, haciéndote consciente de esta realidad, aprenderás a sentir las energías, a guiarte por cómo te sientes en este nivel cuando estás frente a una situación o persona, y decidirás qué acción material tomar.

También tenemos niveles de energía en nuestra vida diaria. La observamos de acuerdo a nuestras ganas de hacer cosas físicas o de trabajar mentalmente. Usamos mucho las frases "tengo pila" o "ya se me acabó la pila". Ya vimos que la energía no puede destruirse o crearse, lo que sí podemos hacer es, a través de nuestras acciones, transferirla a donde más la necesitemos. Por ejemplo: si estás muy cansado mentalmente después de trabajar, el ejercicio te ayuda a transferir la energía a tu cuerpo físico, esto te va a dar más fuerza para después llevarla de nuevo a la mente y continuar tu trabajo. Si trabajaste físicamente todo el día y te relajas, tu energía se distribuye en tu cuerpo físico dándote más fuerza para continuar con tus actividades del día.

La alimentación es muy importante para mantener nuestros niveles de energía óptimos. Hay alimentos que no contienen energía: la comida procesada y empaquetada no tiene energía, son calorías vacías que sólo se depositan como toxinas o se depositan moléculas de grasa. Los alimentos vivos y los súper alimentos están llenos de energía que se transfiere tanto a tus órganos como a la mente para el día y contenerla para el futuro.

Tus pensamientos, creencias, moralidad y significados también son energía. Si los enfocas en cosas que te hagan sentir bien lo reflejas en todos los aspectos.

Mantener la energía balanceada y estar consciente de dónde la necesitas en cada momento te apoyará para moverla de un lado a otro cuando sea necesario. La energía se va hacia donde pones tu atención, así de fácil.

Si la necesitas en tu mente, relájate un rato, haz alguna actividad física o aliméntate con comida energética. Si es tu cuerpo el que la necesita, muévete, respira y elige nutrición sana.

Cuando utilizamos el fuego para dejar ir o transformar, éste también requiere de energía; la respiración, el movimiento y el sonido son herramientas que activan el fuego y llevan la energía hacia el lugar que tú visualices en tu cuerpo, ya sea que necesites liberar emociones, pensamientos o dejar ir algún dolor físico. Una de las fuentes que pueden activar más la energía de tu cuerpo y moverla hacia donde la requieras es la energía orgásmica.

Esta energía es súper poderosa, y a través de la visualización, el movimiento, la respiración y el sonido, puedes balancear, armonizar, activar o incluso relajar las energías de tu cuerpo. Hay que permitir a esta energía sexual fluir, sentirla, aceptarla y usarla para crear más espacio. En mis libros *Del punto A al punto G* y *Los colores del amor* te ofrezco toda la información para que la uses con conciencia.

La energía está relacionada con el elemento éter, porque en cuanto tenemos conciencia de lo que ella hace en nuestro cuerpo, es la que nos puede ayudar a crear más espacios en todos los niveles de nuestro ser. La energía crea espacio y el espacio intensifica las energías.

Las actividades que realizamos todos los días también ocupan nuestra energía, por eso las prioridades son tan importantes.

Este ejercicio te ayudará a crear más conciencia de hacia dónde diriges tus energías y te ayudará a elegir cómo quieres direccionarla:

Escribe en una hoja todas las actividades que realizas en un día, incluyendo cuando te bañas, te lavas los dientes, el tiempo que te toma tu ritual de belleza, el elegir tu ropa, tus comidas. Si vas al gym o a correr, si dejas a tus hijos en la escuela, vas al mercado, haces de comer, si ves la tele, meditas, cuántas horas trabajas, cuánto tiempo pasas en el coche, qué compromisos tienes. De tus actividades, ahora elige cuáles te hacen sentir bien y cuáles no tanto, cuáles tienes que hacerlas porque no queda de otra y cuáles puedes elegir. Y anota qué sensaciones hay en tu cuerpo, qué pensamientos pasan o qué emociones sientes en cada una de ellas. Cuando tengas claridad, esto te dará una pauta para saber cómo la estás usando y cuál de estas actividades es opcional y puedes dejar ir e incorporar nuevos pensamientos de bienestar a lo que tienes que hacer aunque no te encante. Es importante que en tu día dejes al menos una hora para ti y mínimo tus seis horas de sueño.

Aprende a priorizar tu día y agenda ese tiempo para ti con la misma importancia que te comprometes a una junta de trabajo o alguna actividad social. Tu tiempo personal es en el que puedes lograr transformar con más eficiencia.

Mapa energético

El poder de crear está en tu mente. Si tu mente conoce cómo funciona la energía en un nivel intelectual, puedes apoyarte en la visualización para aprender a mover y manipular tus energías. En la medicina china está todo el sistema de meridianos que conectan a nuestro cuerpo con el cerebro. La acupuntura, por ejemplo, es una terapia en la que al colocar agujas en los diferentes meridianos se transfiere o redistribuye la energía a los órganos que más lo necesitan. Todos estos órganos están conectados con diferentes puntos de nuestro cuerpo, y para que se mueva la energía del órgano que tiene una carga energética baja, tienen que estimular otra parte para hacerla funcionar. Esto nos da idea de cómo todo se relaciona.

A nivel energético también todo está conectado. Otra de las filosofías que logró descubrir un mapa energético de una manera muy simple es la vedanta, o filosofía tradicional de la India. El sistema de *chakras* (ruedas de energía) y *nadis* (canales de energía) nos describen cómo circula la energía en el cuerpo y nos dan herramientas para que aprendamos a moverlas. Esta tradición se utiliza en el yoga, la meditación y el tantra. En lo personal, utilizo ambos mapas: el chino para cuestiones de balance en mi tierra y aire, el funcionamiento del cerebro en particular; y la de India, para conectar con mi agua y fuego, y la utilizo en mis prácticas diarias de tantra, yoga y mi sexualidad personal.

Te invito a que investigues un poco acerca de estos mapas. En mi libro *Los colores del amor* te describo con detalle la teoría de los chakras. Esta información va a apoyar para que entiendas mejor tu realidad energética y la experimentes. Estas teorías te ayudarán, primero, a imaginar la energía, que es el primer paso para abrir esa conciencia y fijar tu atención en ella. Conforme practiques sus técnicas, tu sensibilidad energética y física se abre. Al estar abierto a una nueva realidad podrás sentir, percibir e incluso llegar a ver la energía. Es poderoso y muy divertido.

ÉTER EN EL CUERPO

El éter es la parte electromagnética del cuerpo; es el espacio donde esta energía sucede. Los espacios de la boca, la nariz, el abdomen, el tórax, el sistema linfático, las células, el sistema digestivo, los ductos como las venas, las arterias, los sistemas de nervios y los canales de energía son éter. Las glándulas endocrinas y la glándula pineal son influenciadas por este elemento y regulan los diferentes sistemas del cuerpo. Estas glándulas funcionan adecuadamente cuando estamos sanos y bien nutridos. Incluso a un nivel microscopio todo el cuerpo tiene espacio. Todos los problemas por falta de éter se identifican como falta de espacio en alguna parte del cuerpo. Esto lo afecta de diferentes formas. Por ejemplo: Si la postura de tu cuerpo contrae el pecho puedes tener dificultad para respirar y eso afecta a tus pulmones. Las articulaciones tienen una conexión con este elemento, ya que si no tienen suficiente espacio a su alrededor no pueden moverse libremente causando inflamación, artritis o depósitos de calcio en las articulaciones. El área de la garganta es el centro energético del éter, la habilidad de expresar nuestras emociones, pensamientos y sensaciones está relacionada con el espacio que tenemos en nuestro cuerpo. Un bloqueo energético en esta área puede crear problemas de garganta o cuerdas vocales. El sonido y el escuchar se afectan de igual forma cuando el éter está bajo y problemas auditivos e infecciones pueden surgir.

Baile

Una de las formas de crear más espacio o éter en nuestra vida es a través del movimiento. Nos hemos convertido en seres muy sedentarios que se mueven poco. Ya no jugamos o bailamos como cuando éramos niños. Nuestra expresión a nivel corporal se ha vuelto casi nula, caminamos con densidad, tiesos, sin tener vida en nuestro cuerpo.

Mucha gente baila con coreografías, donde le dicen qué hacer al cuerpo, lo cual es un buen principio, pero el baile al que me refiero es al de expresar tus propios movimientos, aprender a escuchar a tu cuerpo y expresar cómo se quiere mover. Escuchar a tu mente y sentir tus emociones y expresarlas a través de movimientos. Nuestra expresión corporal es parte de la energía creativa y es la que crea más espacio en tus elementos para que ocurra la transformación.

El yoga te da flexibilidad, el ejercicio te estimula y da fuerza, pero el baile te hace vibrar. El baile crea un espacio para crear un viaje o experiencia a través de una meditación en movimiento. En el baile permitimos que nuestros velos caigan y nos da la oportunidad de sentir la unión de los elementos. También nos permite crear un espacio para lograr una transformación en nuestro ser.

La historia del baile viene de nuestros ancestros. Ellos bailaban en los rituales o ceremonias para crear espacio para que la transformación sucediera. En particular, su visión era más global y bailaban en ciertos puntos del planeta para activar la energía de la tierra. Digamos que le hacían acupuntura a la tierra para armonizar sus energías. En los años sesenta, el filósofo Osho fue uno de lo que les dio un giro al baile para utilizarlo como una práctica y meditación personal para la transformación. Él utilizaba el baile donde se desarrollaba una catarsis para liberar las emociones o energías. En las últimas décadas hay muchos maestros que refinaron el baile con diferentes métodos para expresar quién eres, tus pensamientos y emociones. Uno de esos métodos es el baile de los cinco ritmos que fue creado por Gabrielle Roth. En su libro *Mapas para el éxtasis* describe el movimiento no sólo como una meditación, sino como medicina que sana la desconexión entre nuestra mente y corazón, el cuerpo y el espíritu. El movimiento nos hace conscientes de que hay muchas cosas entre nosotros y la experiencia del éxtasis.

El baile es muy poderoso, no sólo se siente bien y es divertido. En los últimos años he entrenado e incorporado más el baile a mis clases y los cambios de transformación que veo son increíbles. Debido a nuestra cultura, a muchas personas les da pena bailar, no usan su creatividad y no escuchan a su cuerpo. Se sienten raros u observados. No le dan importancia a la expresión corporal a menos que sean actores o bailarines. El movimiento es súper poderoso, logra liberar y expresar lo que pasa dentro de ti. Crea espacio en donde surge la conexión contigo mismo invitando a la conciencia, a la energía y lo divino en ti. A este estado se le llama éxtasis.

Baila y explora tu creatividad corporal usando música que apoye este movimiento.

Sonido

Este elemento se relaciona con el sonido. Es por eso que la música es tan poderosa para crear espacio. Cuando escuchamos música nos mueve. Las canciones con letras no son tan útiles para crear espacio porque enfocamos nuestro pensamiento o nos identificamos con lo que dicen y provocan emociones relacionadas con la canción. Este tipo de música lo puedes usar para liberar emociones, sólo no te identifiques con ellas.

La música clásica ha sido utilizada por años para crear una conexión más profunda con las emociones y sensaciones. Nos saca de la mente. No hay pensamiento y nos permite sentirla.

La música electrónica es una forma más integral de crear más espacio y que normalmente viene acompañada por el baile. Se hizo muy popular el *trance* precisamente porque en la repetición de patrones o sonidos crea un estado de trance el cual te hace experimentar tu cuerpo a través del baile y la energía de una forma sutil y poderosa.

Ahora ya hay mucha música que contiene todos los instrumentos para conectarse con todos los elementos: los tambores para activar la tierra; las flautas para conectar con el aire; la guitarra para activar el fuego, y los timbales para fluir con el agua. Esta música ha sido creada precisamente para acompañarla con el baile. Lo conocemos como baile extático.

El éter está presente en todo este tipo de música, ya que es el propio espacio entre las notas lo que nos da una vibración.

Varía tu música escuchando rolas relajantes y otras que te activen. Que sea música que te haga sentir bien y no te identifique con tus pensamientos y emociones. Una de las terapias que en lo personal abren mucho el espacio es el canto de los mantras, que son palabras en sánscrito. Por ser un idioma que no entiendes, no tienen significado y no te identificas con él. Cantar mantras activa frecuencias en el cuerpo que crean bienestar y espacio. Muchos mantras tienen intenciones específicas que puedes utilizar para tu beneficio o para el bienestar global. En la práctica del yoga o la meditación abrimos con el mantra OM, que es el símbolo del infinito, del espacio, donde llamamos al éter en todo su potencial. Al pronunciar AUM sientes el espacio abrirse dentro de ti.

Te invito a explorar con la música y percibir las sensaciones y el espacio que están creando en tu ser.

YOGA

En tu practica de yoga el éter se relaciona con el espacio entre la inhalación y la exhalación. Se le llama *kumbhaka*.

◊ Es el espacio creado en tu cuerpo después de salir de una postura.

◊ Los espacios en donde practicas y cómo afectan tu práctica

◊ El espacio entre tus manos y pies cuando tocan el piso.

◊ El espacio detrás tuyo, en tus lados y enfrente.

◊ El *drishti* o tu foco de atención también crea un espacio y estabilidad en él.

El éter está presente en toda tu práctica. El movimiento sutil en tu práctica es lo que crea el espacio para que ocurra más flexibilidad o fuerza.

El Iyengar yoga es muy útil, porque en el detalle o precisión del movimiento puedes enfocar tu atención y estás creando más espacio entre el músculo, los tendones y los ligamentos a la hora de hacer un ajuste.

ALIMENTACIÓN

Éter

Sabor: acre.
Órganos: intestino grueso y pulmón.
Sentido: olfato.
Beneficios: tiene un efecto para promover la circulación. Ayuda a las personas que son letárgicas, sin energía o frías.
Colores: blancos.
Hierbas: menta, romero.

Alimentos

Verduras: hongos porcini, cebolla, ajo, rábano, coliflor, raíz de loto.
Frutas: peras.
Granos: arroz blanco e integral.
Proteína: queso parmesano, quesos blancos, tofu.
Sazonadores: alimentos condimentados, wasabi, mostaza, polvo de nuez, canela.

ENCUENTRA EL ÉTER EN TU RUTINA

◊ El éter se expresa en la mente como el estado de la "no mente". Podemos acceder a este estado a través de la meditación o de un ligero trance. Procura meditar unos veinte minutos al día o puedes hacer alguna actividad que no te haga pensar, como la jardinería, la pintura o las caminatas en la naturaleza.

◊ Observa los espacios en tu vida. Cuándo sientes que tienes espacio y cuándo te falta. Por ejemplo, siente el espacio en tu casa. ¿Está muy llena y tienes que sacar cosas? ¿Cómo te sientes en espacios cerrados o muy abiertos? ¿Cómo te sientes cuando alguien invade tu espacio personal ya sea físico, emocional o energético? ¿Qué sensaciones hay cuando estás con mucha gente o cuando hay poca?

◊ Usa tu garganta cuando sientas un bloqueo, canta, grita o expresa lo que sientes. Hazlo hasta que sientas ese espacio abrirse.

◊ Baila o muévete ya sea en tu sala o cocina, o crea una sesión de baile con tus amigos.

◊ Inhala y exhala profundamente y manda tu respiración a una parte específica de tu cuerpo que se siente contraída o tensa. Visualiza cómo se separa y relaja el músculo u órgano e imagina que se abre.

Ritual alquímico

La alquimia representa hacer cada acto de nuestra existencia, realizar todas las acciones cotidianas, desde un lugar consciente. Siendo conscientes aumentamos nuestro poder personal a través de nuestra voluntad. Si toda nuestra vida la manejamos desde la conciencia comenzamos a quitarle poder a nuestro inconsciente, que es el que hacemos al accionar en piloto automático o al dejarnos llevar por los impulsos.

La alquimia está presente en nuestro día a día. Por ejemplo, cuando besamos a alguien estamos creando alquimia. El tacto (tierra), las emociones (agua), los pensamientos acerca del beso (aire) y la pasión y atracción (fuego). Así es como todos los elementos entran en juego en tus acciones. Si tú besas, pero sólo estás en tu mente o cuerpo, hay una falta de integración de los elementos y no puedes sentirte totalmente satisfecho. La satisfacción viene de nutrir todas esas partes de ti a la hora de actuar. Usando los elementos y la total capacidad de tus sentidos la vida se torna más vibrante.

Para facilitarnos ser más conscientes en nuestras acciones, la alquimia utiliza rituales, que son un espacio que se crea para que la transformación suceda.

Transformación

La transformación es la acción y el efecto de transformar o hacer cambiar de forma a algo o alguien. Es el paso de un estado a otro. Una persona puede transformarse de acuerdo a cada elemento.

Tierra. Físicamente a través de dietas, ejercicio, respiración, movimiento, sexualidad, vestimenta o cirugías.

Agua. Transformando las emociones y sentimientos. Al sentirlos, ya sea potencializándolos o dejándolos ir.

Aire. En un sentido interno, a cambiar el contenido de tu mente.

Fuego. Activando tu energía de vida o sexual. Normalmente necesita de los demás elementos para transformarse, ya que es el motor.

De acuerdo con cada elemento la transformación sucede en diferentes tiempos, y tomando acción y dejando ir los miedos. Tiene un proceso.

En mi última visita a Teotihuacán entendí este proceso en relación a la Pirámide del Sol. Usemos esta imagen como vida interior y exterior.

La pirámide tiene cuatro lados que representan al aire (mente), tierra (cuerpo), agua (emociones) y fuego (transformación). La unión de los cuatro lados en la punta sería el éter (energía y conciencia). Al ver la pirámide puede surgir miedo a subirla, flojera o excitación y ganas de tener una aventura. La decisión de subir es donde está el mayor esfuerzo, ya que pensar llegar a la cima y de nuevo bajar parece interminable. Los escalones representan cada paso que damos para llegar a un primer nivel de bienestar. Al llegar al primer punto, descansamos y tomamos fuerza para continuar con los siguientes pasos. Muchas veces crees que eso es todo lo que necesitas, ya que comienzas a sentir un bienestar, pero es importante mirar hacia arriba y continuar. Los siguientes pasos son más fáciles, porque ya sabes qué tienes que hacer para subir y tu cuerpo ya se adaptó. En estos pasos vamos despertando más el potencial. Llegas a una segunda parada en donde te sientes bien, con ánimo, y tomas más fuerza y voluntad para continuar a la tercera plataforma. Estos pasos son más empinados y requieren de mayor condición física y voluntad. Al mismo tiempo, aunque parezca difícil, son más sencillos porque te sientes bien y has acumulado mucha voluntad y fuerza. En esta última etapa no queda nada más que emoción y bienestar de llegar a la cima.

Ésta sería la meta de la pirámide. Ahí ya no hay ningún lugar al que ir ni que buscar. Te quedas disfrutando en ese espacio al que llegaste celebrando tu dedicación y voluntad. Puedes permanecer ahí por el tiempo que te sientas cómodo y que necesites descansar o integrar la transformación lograda. Pero en un momento tienes que volver a bajar y decidir volver a subir a la cima o sólo hacia una plataforma.

Si sólo permanecemos arriba, los retos y el crecimiento ya no suceden, ya no hay metas o motivación para abrir más tu mente o transformar tu vida. Yo he subido y bajado la pirámide miles de veces a lo largo de mi vida, siempre busco transformar, ser más consciente, y también he aprendido a darme esos espacios en donde ya no hago, sólo soy, estoy en la cima de la pirámide integrando y disfrutando de la vida.

Es importante vivir en armonía, con momentos de trabajo y de descanso. La transformación tiene estos ciclos y es importante honrar cada uno de ellos. Conforme tu trabajo interno vaya creciendo, esta transformación o alquimia se vuelve parte de ti y ya no requieres tanto esfuerzo o trabajo para ser consciente, querer manifestar lo que quieres y simplemente eres, estás abierto a lo que surja.

Rituales

Los rituales me encantan porque con ellos creamos las circunstancias necesarias para que la transformación suceda. Un ritual se convierte en un momento de conciencia de lo que estás haciendo. Estás enfocando tu atención e intención en un acto determinado y usando símbolos específicos para crear herramientas que te apoyen en tu intención.

La atención dirige el poder de nuestra energía, y la intención la califica y potencia.

En este libro te planteo cuatro diferentes tipos de rituales:

1. Ritual cotidiano

Cosas tan sencillas como dormir, caminar o comer. Usemos como ejemplo la hora de la comida. Este momento en nuestro día es importante porque le estamos dando gasolina a nuestro cuerpo. Ordena los alimentos con intención. Observa su presentación, sabor, forma, colores. Percibe lo que sientes al masticar y lo que sucede al tragarlo. Ten conciencia de cada parte de la comida, los bocados y cómo te sientes al terminar.

2. Rituales con elementos

Son rituales con los que puedes crear más conciencia acerca de cómo trabajan los elementos teniéndolos en una forma física.

Como actividades en la naturaleza o en donde puedas participar activamente con ellos.

Los spas son un buen lugar para balancear todos los elementos, es por eso que uno sale relajado, restaurado y con una sensación de bienestar. Para mí ir a un spa o retiro es el lugar perfecto y lo utilizo con una intención específica. Es mi ritual de revitalización y belleza. ¿Cómo encontramos los elementos en estos lugares?

Fuego. Éste es el primer elemento que activo. El sauna es el lugar ideal para traer este elemento; es caliente y seco, lo cual hace que sudemos, es un sistema de purificación. Si traes una intención y conciencia del proceso, puedes incluso purificar tus emociones o energía. Aquí la purificación surge sin que hagas nada.

Aire. El vapor es la unidad del aire con el agua. En él te purificas y sacas toxinas de una forma diferente al sauna. El calor es húmedo y más moderado. Por los elementos se logran activar las emociones y la mente.

En los vapores normalmente sientes muchas emociones y el calor activa los pensamientos relacionados con el corazón, la tristeza o la alegría. Es difícil mantenerte totalmente en tu cuerpo como en el sauna, así que meditar en el vapor te ayuda a calmar tus pensamientos y estar más presente con lo que sucede en tu cuerpo físico y emocional. Aquí normalmente surgen sensaciones como de no poder respirar o de ahogo, sensaciones que normalmente sentimos cuando tenemos demasiadas cuestiones emocionales pasando al mismo tiempo.

Agua. En los jacuzzis el agua fluye y es caliente. Esto nos recuerda a cuando estábamos en el vientre materno. Normalmente un baño de agua caliente o el jacuzzi nos hace sentir una calma muy única. Podemos estar mucho tiempo en él sin ganas de salir corriendo. Es cómodo, fluido y nos invita a la relajación.

Los baños de agua fría contrarrestan estas sensaciones y nos ayudan a activar esta energía de nutrición que nos dio el baño caliente. El agua fría nos da una sensación de renacimiento después de estar en el vientre de la madre. Nos renueva, da energía y nos rejuvenece.

Tierra. En especial, los masajes son mis favoritos. Después del ritual de los primeros tres elementos llego al masaje lista para conectarme con mi cuerpo. Sentir mis músculos y tejidos relajarse me invitan a dejar ir. El tacto activa mis neurotransmisores del bienestar, que son la dopamina, la serotonina y la gama, que hacen que salga feliz, con sentimientos de amor y renovada.

Éter. Es traer conciencia a cada elemento en el que te encuentres, que observes cómo se siente tu cuerpo, cómo andan tus emociones y qué pensamientos surgen. Es muy interesante lo que sucede. Aquí puedes llevar tu rumbo hacia un punto desconocido, eso sería aguantar más o incluso salirte antes de cualquiera de estos elementos. Prueba tiempos diferentes, medita, respira y usa esta experiencia del spa con todas sus ventajas para conectar con los elementos.

3. Ritual sagrado

Consiste en crear con símbolos, rezos, y un espacio bello y único para tu intención específica.

En estos rituales es importante tener a un guía que ya tenga la experiencia y sabiduría para llevarte de la mano en la transformación. Por ejemplo, el ritual del temazcal.

El temazcal es un baño de vapor que utilizaba la medicina tradicional y la religión azteca. Esta terapia se usaba para conectar con la tierra y alimenta el despertar de nuestra memoria ancestral. Lo utilizaban como ritual para trabajar con el espíritu y el cuerpo energético. También lo usaban para llevarte a lo más profundo de tu ser.

Hay diferentes tipos de temazcal. Muchos ya son turísticos, en donde vives la experiencia de los beneficios físicos, otros ya son más profundos con el fin de una transformación integral.

Este lugar lleva tu ritual a otro nivel al tener un guía que te apoye en tu intención específica. El temazcal es medicina para los cuatro elementos.

Fuego. Se produce en la primera etapa con calor seco y las altas temperaturas de las rocas. Este fuego activa nuestro deseo y nos lleva a tomar acción. Puedes sentir que no aguantas y quieres salir corriendo, puedes sentirte ligeramente incómodo y es natural. Procura estar diez minutos y respirar ese momento para que la purificación sea más profunda. Por las altas temperaturas te fuerza a estar totalmente presente en tu cuerpo, tu mente se aquieta, pero tus emociones como el miedo y la ansiedad se pueden comenzar a activar. El fuego hace que trabajes tu intención específica, que se hace más fuerte con el calor.

Tierra. A nivel material el temazcal te conecta con tu cuerpo físico. En ocasiones se usa el barro, la sábila, la miel y baños de diferentes hierbas para estimular tu cuerpo. Estimula el sistema linfático ya que su temperatura está arriba de los 40 grados. Acelera la circulación y se eliminan toxinas. El calor incrementa las funciones de cada órgano y del sistema inmunológico. Se estimulan las glándulas pineal y pituitaria. Puede ser beneficioso para personas con problemas en las articulaciones y ayuda a relajar los músculos.

Agua. El agua se propicia echándole a las piedras, lo que genera vapor en el temazcal. La alta temperatura (fuego) propicia sudoración que se evapora (agua), por lo que se trabajan los sistemas simpático y parasimpático.

El vapor (agua), además, comienza a activar tu cuerpo emocional, ayudando a sacar las emociones bloqueadas. Si sientes que te sofocas o ahogas es que tienes emociones estancadas.

Aire. El aire dentro del temazcal, al estar provocado por el fuego, nos hace conscientes de nuestros pensamientos y creencias quemando aquellas que ya no queremos. Observa los pensamientos a la hora de que escuches la música, estés envuelto en barro, te limpien o en cualquier acción que surja dentro de este ritual.

El aire se purifica con las puertas. El guía tiene diferentes pasos en donde el calor se intensifica y después abre la puerta para liberar con el aire todo ese trabajo y permitir que entre aire fresco.

Éter. Ser conscientes en cada momento, y al dejar ir, estamos abriendo más espacio para lo que queremos traer. Aunque el temazcal es básicamente para purificar, quemar y trabajar cosas que quieres dejar ir, también puede ser utilizado para intensificar tus atributos positivos o sentirte bien.

Éste es un ritual chamánico y alquímico que transforma nuestro ser. En lo personal, esta terapia ha sido parte de mi vida durante los últimos cinco años. Digamos que soy temazcalera de corazón. Aquí les comparto esta experiencia que escribí justamente al terminar uno de mis primeros temazcales medicinales con mi guía Javier Bautista.

Todos tenemos tantos miedos y creencias acerca de lo desconocido que abrir estas puertas requiere de valentía y desafío. Entrar a la zona desconocida significa dejar ir el control. ¿Realmente somos capaces de hacerlo? Estas fueron las preguntas que me hice antes de entrar al temazcal. Mi intención era que fuera una experiencia profunda.

Entrar a la oscuridad y al calor intenso me hizo regresar a la madre, a la tierra, a mi trauma de nacimiento, a mi propio infierno, a enfrentar esa parte de mí que me da tanto miedo. Llegué sin ninguna expectativa, no me pregunté realmente qué quería trabajar, sólo confié en mi sabiduría interna y en mi cuerpo. El chamán me guiaría.

Comenzamos la sesión con un masaje extremadamente fuerte en la parte baja de mi abdomen que trataba de echar a andar mi movimiento peristáltico y mi sistema digestivo, que llevaba un mes muy lento debido a un cambio drástico que hice en mi alimentación. Ese dolor se convirtió en una punzada que comenzaba en mi ombligo y que subía en línea recta con una fuerte magnitud hacia la boca del estómago y el pecho. Percibí que este dolor bloqueaba todos mis centros de energía, desde mi segundo chakra hasta el cuarto.

Mi chamán me dio una diminuta porción de hongo que logró mover más eficientemente mi sistema digestivo. La sensación fue como cuando te dan un relajante muscular.

En ese estado de relajación sentí un ardor tan fuerte en mis piernas que inmediatamente tuvo que ponerme una toalla fría en las pantorrillas. El calor era tan fuerte que me atravesaba el alma y activó la percepción de todas mis sensaciones del cuerpo, lo cual para mí fue una gran bendición ya que mi vida gira en torno a mi mente y mi desconexión con mi cuerpo siempre ha sido fuerte.

Sentir el calor intenso, respirarlo y hacerlo mío lograron que poco a poco me fuera relajando más y más. La conexión con mi cuerpo le dio un respiro a mi mente y de ahí emanaron las historias que tendría que trabajar ese día.

Tés medicinales de jengibre y miel, sábila en mi cuerpo y la guía de mi chamán, fueron las tres herramientas que me llevaron a descubrir patrones que no había querido ver, como si sacaran de mí esa basura. Sentí una náusea que invadió mi cuerpo dejando ir todos esos pensamientos tóxicos que no me hacían feliz.

Uno de los momentos más fuertes fue un abrazo muy particular que me dio mi guía. Este abrazo me hizo recordar un momento de cuando era muy niña y mi madre me abrazaba. Sentí una tristeza tan profunda como no la sentía hacía años y lloré. No sé qué significaba, pero logré sacar todo ese sentimiento acumulado. Me recosté en posición de feto y salí del temazcal lentamente para recostarme en una cama de masaje con cobijas y música que me fueron llevando a mi nivel subconsciente para terminar de trabajar mi sesión.

Acabé el ritual renovada, agotada, triste, feliz y con mi mente y cuerpo etéreo en otro planeta. Me tardé unas horas más en aterrizar en el momento y a mi nivel de conciencia actual.

Fue un *high* increíble, un momento de iluminación en el que logras trascender un poquito más, dejas ir y vuelves a renovarte como ser humano.

Perder el control, saber que no sabes nada, fue una experiencia poderosa en mi vida, que sigo respetando y temiendo porque liberarte del control es un trabajo fuerte y un camino largo.

Con estas sesiones de temazcal he aprendido a dejar de forzar las cosas y dejar que simplemente sucedan. Hacer lo que sientas sin querer manipular, controlar, meter tu mente y tener control de absolutamente todo lo que pase a tu alrededor.

Los fracasos, las inseguridades y las tristezas son parte de la vida, nos han enseñado que son algo malo, pero no es así. Son parte de nuestra naturaleza. Si abrimos nuestros corazones vamos a experimentar las dos caras de la moneda, porque sin uno no hay otra. Somos el todo.

Simbolismos

Dentro de estos rituales se utilizan símbolos que tienen un significado esotérico que podemos utilizar como herramienta para potencializar nuestra intención. Cada piedra, planta o flor, cada insecto o animal representa una energía, una condición y podemos usarlos como un medio para contribuir a nuestro bienestar.

Estas energías al tener nuestra atención despiertan esta cualidad en nuestro ser.

Veamos algunos de ellos:

Reino mineral. Cada piedra, cuarzo o piedra preciosa tienen un significado. Nuestra atención en ese poder nos va a permitir conectar con la atracción y la acción.

Reino vegetal. Cada elemento de este reino también se utiliza para un beneficio. Por ejemplo, el cardamomo está relacionado con el erotismo y el amor. Si lo usamos con conciencia nos va a conectar con esos atributos.

Reino animal. Al ver a un animal o traer su energía expandimos sus cualidades y potencial. Por ejemplo: un pavo real es el símbolo del éxito y esplendor.

En la alquimia se usan a nivel espiritual los metales que, además de crear el metal en sí, cada uno de ellos tiene un significado. Los utilizaban para crear rituales de apoyo en la transformación de la parte espiritual y humana.

ORO

Representa el sol, la entrada de la vida, la energía, el sistema solar. Nuestro poder personal, voluntad, integración personal, los niveles de energía, vitalidad y éxito.

Los órganos que lo rigen son la espina dorsal y el corazón. Apoya la visión y la temperatura del cuerpo.

Ritual: usa el oro para la creatividad, la abundancia, las inversiones, la fortuna, la esperanza, la autoridad, la autoestima.

PLATA

Representa a la luna, el agua, las emociones, el instinto, el subconsciente, las habilidades psíquicas, la fertilidad.

Sus órganos son los reproductores femeninos, el estómago y los fluidos del cuerpo. Rige nuestra sangre ancestral, la genética y los ciclos rítmicos.

Ritual: trabaja la energía femenina, los ciclos, los balances hormonales, la reflexión, los sueños, la intuición, los poderes psíquicos, la feminidad, las emociones y la madre.

COBRE

Representa a Venus, la herbolaria, la magia, el teatro, la música, la poesía, el diseño, la integración, la armonía, la meditación de los opuestos, el amor.

Sus órganos: la piel, los riñones, los órganos sexuales. Rige la sudoración, la transformación de sustancias en el cuerpo, los olores.

Ritual: usa este elemento para promover el amor, la sensualidad, la amistad, las relaciones positivas, las negociaciones y la paz.

HIERRO

Representa a Marte y las intensas influencias que pueden ser violentas. Las habilidades psíquicas y el poder de la energía.

Sus órganos son el sistema muscular, el sistema reproductor masculino y rige a la médula, la adrenalina, la desintoxicación y la formación de sangre.

Ritual: promueve la energía, la determinación, el poder personal, la asertividad, la fertilidad, los nuevos principios, el poder y la valentía.

ESTAÑO

Representa a Júpiter, la buena salud, la filosofía, la religión, la abundancia, la ceremonia, el gozo de la vida.

Sus órganos son el hígado, las arterias del estómago y el abdomen. Rige la asimilación de los nutrientes y el oxígeno, los anticuerpos, la regeneración y los niveles de energía general.

Ritual: prosperidad, éxito en los negocios, cuestiones legales, estimulación, para atraer lo que deseas, energía, sanación, regeneración y rejuvenecimiento.

MERCURIO

Representa a Mercurio, la comunicación, el comercio, la iniciación, la alquimia, la astrología, la magia, la escritura.

Los órganos son el cerebro y el sistema nervioso. Rige los nervios, las funciones mentales, la coordinación entre los pensamientos y la acción, la distribución de energía, el hablar y el escuchar.

Ritual: los viajes, el poder personal y para aquellos que tengan máscaras en el mundo que necesiten apoyo para ser auténticos.

PLOMO

Representa a Saturno, las enfermedades crónicas, el envejecimiento, la flexibilidad, el aprendizaje.

Su sistema es el óseo, los huesos, los dientes, el bazo. Rige los minerales de los huesos y las articulaciones. El crecimiento del cabello y las uñas.

Ritual: promueve el contacto con los estados inconscientes, la meditación profunda, la decisión, la concentración y las construcciones materiales.

Con la lista de elementos del capítulo cuatro y con los que cité en este capítulo puedes hacer en tu casa diferentes rituales para sentir más apoyo para crear lo que quieres. Estos rituales no son complicados. Incluso muchas veces yo me llevo a la naturaleza ciertos elementos y una pequeña meditación en medio del bosque es todo lo que necesito.

El ritual puede ser largo y muy ceremonial, y en este caso tú decides el tiempo que necesites de este ritual para traer más de estas energías en tu vida.

Por ejemplo, muchos días no tengo tiempo de crear un ritual, ya que es un momento especial que necesita un poco de planeación. Lo que hago es crear un altar en mi casa con símbolos de piezas que he comprado en sitios sagrados y que tienen significados de cosas que quiero traer a mi vida. Mi altar está en lo alto de una cajonera sobre una pieza de seda que compre en Nepal. En la pared tengo colgado un cuadro de un guardián de Machu Picchu que representa mi guardián personal. En el espacio que queda tengo una botella de agua que traje de Machu Picchu (agua). Una par de veladoras blancas (fuego), varias plumas de cóndor y águila (aire), diferentes cuarzos (tierra). Copal y palo santo para limpiar el espacio (éter). Además, tengo una escultura del dios Ganesha, que elimina los obstáculos. Tengo pequeñas esculturas de las diosas Lakshmi, de la abundancia; Saraswati, de la música y sabiduría, y Quan Yin, que también representa la energía femenina. Todos estos dioses y diosas de diferentes culturas como India y China los uso como símbolos de estos atributos.

Este altar lo observo o medito frente a él en mi vida diaria y me recuerda lo que quiero traer a mi vida o aquellas cualidades que quiero expandir. Me encanta hacer pequeños rituales todos los días aunque sea de un minuto para traer más de esta energía y enfocarme en una intención específica. Además, me ayudan a armonizar mi casa, mi cuerpo y mi energía.

Puedes crear un pequeño altar en tu casa que tenga cosas sencillas que representen cada elemento. Por ejemplo: tierra, una planta o flor; aire, una pluma; agua, una fuente o un vaso con agua; fuego, una veladora. También puedes colocar algún objeto que sea tu amuleto de buena suerte o que represente para ti el amor o la abundancia.

Cuando estés frente a tu altar, simplemente respira, entra en silencio y visualízate en la situación que quieres crear en tu vida. ¡Es muy poderoso!

Ahora veamos los diferentes rituales y símbolos para cada elemento.

Tierra. Dinero, prosperidad, abundancia, empleo, sabiduría, para crecer alimentos, fertilidad, suerte, imágenes en la arena o la tierra. Este ritual se usaba en Perú para traer la cosecha de la tierra.

Sus símbolos son la sal, el lodo y las rocas.

Agua. Purificación, amor, conciencia, sueños, matrimonio, amistad, sueño, psíquicos.

El agua es importante en los rituales y conjuros de amor, matrimonio, fertilidad, sanación, placer, habilidades psíquicas.

Los baños se hacen para dejar ir algo.

Aire. Viajes, instrucción, para encontrar cosas perdidas, divinidad y libertad.

Incienso, flores, tirar objetos al aire, visualización, adivinación, humo.

Fuego. Se usa para rituales de sanación, purificación, destrucción de lo que queremos dejar ir, de sexualidad. Ayuda a destruir los malos hábitos.

El quemar o limpiar con copal, palo santo, incienso, salvia.

Se usan las velas y los objetos calientes.

4. Ritual alquímico sexual

La alquimia de la sexualidad es importante para lograr una transformación en el acto de hacer el amor. Esta energía puede liberarnos, crear más espacio y poder.

En este caso, la alquimia es como la física nuclear: tenemos el aspecto de la fisión y el de la fusión. En la sexualidad la fusión es más poderosa. Con la fisión puede que después de hacer el amor te sientas más cansado, y cuando entras en fusión todas estas propiedades se magnifican.

¿Cómo podemos lograr una fusión? En principio seguir la receta para que esto pase.

Todos los procesos alquímicos tienen cuatro pasos, y es importante seguir paso a paso su orden para que la química funcione adecuadamente. Después de este cuarto paso ya no hay restricción y es cuando la energía se mueve libremente.

Para crear este proceso también hay tres pasos más.

1. Crea el espacio, tu ritual (dar la intención en ese momento con tu pareja).
2. Expresen sus deseos, fantasías, intención y límites.
3. El preámbulo de acuerdo a tus deseos.
4. Penetración con orgasmo.
5. Lleva el orgasmo a todo el cuerpo.
6. Ríndete e integra.
7. Percibe la diferencia entre el ahora y el antes del acto.

Explora con los diferentes rituales, lleva la alquimia a tus actividades cotidianas. Esto te ayudará a hacer más conciencia de lo que haces y darte más claridad de lo que quieres hacer.

11

Conclusiones
¡Sólo por hoy!

Vivimos en el pasado o en el futuro. El hoy es lo que realmente hace la diferencia.

Mi amigo y experto en nutrición, David Wolfe, siempre me dice: "Estás lista para tener el mejor día de tu vida". Esta frase siempre me hace recordar que el hoy es mucho más importante que lo que pasó ayer o lo que pasará mañana. De darle una intención a mi día para vivirlo y llenarlo de las experiencias que quiero tener. Cada acción, pensamiento y creencia de cada momento impacta tu día: "Elige bien tus creencias y aquellas que te hagan sentir bien". Todos nosotros vivimos con creencias, es la forma en que funcionamos, está en tus manos elegir cuáles quieres tener y pensar en cosas que te acerquen a lo que quieres, no en las que te alejen.

Si nos sentimos bien, estamos en un estado de expansión, de apertura y en donde vemos múltiples posibilidades. El mundo es una percepción de lo que creemos.

En este año y medio que llevo estudiando con Lawrence aprendí a ver la vida como es, sin tanto significado o filtrando los hechos con mis historias del pasado. De una forma increíble, él logró sacarme de una burbuja de creencias que no me estaban ayudando o no me hacían sentir bien. Me ayudó a enfrentarme con la moralidad tan arraigada que había en mí y me apoyó a estar en mi poder, expresar mis deseos y estar más atenta a los hechos, a la realidad. A ver la vida por lo que es y salirme un poco de mí.

Las personas que hacemos trabajo interno tenemos una época en donde estamos tan absorbidos por nuestro mundo interno que dejamos de ver lo que pasa en el mundo externo. El trabajo del mundo interno es importante para vivir esta vida en constante alquimia o transformación. El mundo externo es igual de importante porque es un reflejo de nuestro mundo interno y es la realidad en que vivimos. Si aprendemos también a observar lo que sucede fuera de nuestra burbuja podemos abrirnos más a otras experiencias o puntos de vista que no existen o que no vivimos en nuestra burbuja interna.

Este año ha sido fuerte, pero con lecciones invaluables. Una de mis más grandes lecciones fue que no puedo controlar lo que va a pasar en el futuro. Lo que viene es incierto.

Durante muchos años una de mis mayores intenciones fue vivir una vida extremadamente sana para prevenir enfermarme o morir. Ahora, después de mi experiencia mi enfoque ha cambiado; decido vivir sanamente pero más flexible. Tomo decisiones todos los días que me hacen sentir bien para vivir el hoy con mi mayor potencial, vitalidad, energía y claridad de mente. Cambia mi enfoque al hoy me ha dado más motivación para elegir cómo quiero vivir mi día, tener claridad de las metas que quiero lograr y dar los pasos que se requieren para lograrlo. Me fijo mis metas a mediano plazo, pero no estoy adelantándome a lo que será. Vivo el hoy con plenitud, con ganas de que sean días increíbles y mágicos. Enfrento las situaciones que no me gustan con más templanza y cambio mis pensamientos o creencias hacia ellas con energías que me hagan sentir mejor.

Hay días que quiero más vitalidad, energía y sentirme muy ligera, esto lo apoyo haciendo yoga o tomando más jugos. A veces se me antoja tomarme unos mezcales, comer tacos de bistec y echar relajo. Me abro a todo y he aprendido a divertirme en casi todo lo que hago, ya sea sano o no tan sano.

De nuevo, esto sólo es una percepción de cada quien. Lo interesante es que conforme vas sintiendo tu cuerpo más limpio y la claridad de mente que una vida sana y de bienestar te da, comienzas a elegir acciones en tu vida que la mayor parte del tiempo se alinean con las cosas que te dan bienestar. Siempre bromeo con mis amigos que mi vida es 80% *detox*, o súper sana, y 20% *intox*. Esto me ha funcionado y el estar tan en contacto con todo mi ser me hace experimentar ambas partes en su totalidad, siendo responsable de las consecuencias de mis acciones. Por ejemplo, la mayoría de las veces elijo no tomar alcohol porque soy muy sensible a los estimulantes y me pongo media jarra con dos bebidas y no quiero al día siguiente sentirme mal o poco funcional con la cruda. Y así lo hago con cada acción que tomo. Elecciones desde la conciencia pura y siendo responsable de lo que elijo.

Entre más depuro mis creencias y moralidad, mejor me siento. Ya no está bien o mal hacer yoga o no. Tomarme unas copas de vino o no. Ya son decisiones basadas en la experiencia que quiero vivir y la responsabilidad de aceptar las consecuencias de mis acciones.

La alquimia me ha ayudado a conocerme, a saber qué necesidades quiero cubrir, qué deseos tengo y qué acciones debo de tomar.

Te comparto algunos puntos que han hecho un cambio significativo en mi vida y que te ayudarán a despertar, a ver las cosas con mayor simplicidad y a vivir en armonía rodeada de más placer y gozo.

Realidad

La realidad que vemos es muy dura. Todo lo que pasa en el mundo, la violencia, las guerras, el hambre y la manipulación mediática. Ésta es parte de la vida, la cual nos concierne a todos. La otra cara de la realidad es que todos son hechos que han sido provocados por nuestras creencias. La creencia de querer más poder, control y dinero. Las personas, gobiernos o corporaciones que ganan la batalla nunca se van a saciar o sentir satisfechos. Siempre quieren más, porque la realidad es que si tú no tienes poder interno, control y responsabilidad de tu vida, por más cosas que hagas no podrás crear lo que quieres. Todo comienza por ti, por cómo piensas, lo que haces y el amor propio que te tengas.

Una de las mujeres que ha incluido a la mente en las prácticas espirituales es Byron Katie. Me encanta porque nos invita a cuestionar nuestra mente, todo parte de ahí. Uno de sus conceptos es: "¿Hay que amar lo que es?" Esta frase es poderosa y puede ser difícil, ya que normalmente amamos lo que queremos, lo que nos conviene y tenemos una aversión a lo que no está en nuestro interés y lo que no está en nuestro control.

Si entendemos que la vida es como es y queremos ver cambios en este tipo de situaciones y en esta cara horrible de nuestro mundo, tenemos que comenzar creando conciencia de nosotros mismos. No podemos escondernos de tantas cosas que suceden que están afectando al mundo y a nuestro planeta, pero podemos crear más fortaleza para entenderlas y hacer algo al respecto: tu trabajo interno. Al hacer más conciencia de ti mismo, las elecciones que afectan al mundo son tomadas desde la apertura, la conexión y el amor. Esto es lo que luego irradias al mundo.

¿Qué significa vivir en la realidad? Observar los hechos, acercarte a la naturaleza y vivir la experiencia de acuerdo a lo que pasa en el momento, en el hoy.

¿Cómo podemos vivir en la realidad? ¿Cómo podemos tomar decisiones en torno a lo que realmente está sucediendo?

Hace poco leí un artículo muy interesante acerca de la forma en que funciona el cerebro y el subconsciente. Aquí te expongo algunos de los puntos de esta información que me hizo entender claramente cómo funcionamos:

1. *Sesgo de confirmación:* es la tendencia a favorecer información que confirma las propias creencias o hipótesis. Nos juntamos con gente como nosotros. Si estamos de acuerdo con las creencias de alguien más, es más común que seamos amigos. Aunque esto tiene sentido a nivel subconsciente empezamos a ignorar cualquier cosa que ataque nuestros puntos de vista, ya que nos rodeamos de gente e información que confirma lo que ya pensamos. Pero a la vez que nos une con gente similar, muchas veces nos cierra a conocer o convivir con gente que piensa diferente. Esto es un ejercicio para aceptar y respetar otros puntos de vista y creencias. Otro ejemplo es como cuando compras un coche nuevo y empiezas a ver ese mismo coche en todas partes. Antes de hacer esa selección no estaba en tu radar ese coche y ni lo veías. Este efecto les pasa mucho a las novias. Cuando la novia está buscando su vestido de boda aparecen tiendas en las mismas calles que has pasado cientos de veces y que la novia nunca había visto. Adonde enfocas tu atención la energía se dirige.

2. *Disonancia cognitiva:* es la tensión o desarmonía que tenemos cuando tratamos de mantener dos pensamientos

que están en conflicto o por un comportamiento que entra en conflicto con nuestras creencias.

Digamos que nuestra creencia es que somos educados con los extraños, pero vemos a alguien caerse y no lo ayudamos, entonces entramos en conflicto y crea tanta tensión que tenemos que cambiar el pensamiento para que haga comunión con la creencia, ya que es lo que creó nuestra acción.

La mayoría de los conflictos surgen de aquí. Lo que creo es diferente a lo que hago entonces tengo que cambiar lo que pienso acerca de lo que hago para justificar esta creencia. En mi experiencia cuando hago esto sé que seguramente esa creencia ya no me sirve o no me hace sentir bien y elijo cambiarla para tomar acción de acuerdo a la nueva creencia y no entrar en conflicto.

3. *Nos preocupamos de cosas que ya perdimos.* Ya sea por tiempo, dinero o esfuerzo, tenemos la tendencia a quedarnos pensando en lo que ha pasado.

Digamos que vas a una tienda a comprar una blusa muy similar a la que te llevaste la semana pasada. Ves que el precio es un poco más alto o igual está en barata. Tu mente automáticamente compara con la experiencia de la vez anterior haciéndote dudar o llevándote la blusa con un sentido de que ganaste o perdiste.

La razón por la cual no podemos ignorar el costo es que estamos conectados más a la perdida que a la ganancia. Así nos programaron. Esto nos hace ignorar lo que pasa en realidad y en los hechos lógicos que se nos presentan y hacemos decisiones basadas en nuestras emociones sin estar conscientes de ello.

Enfócate en tomar la mejor elección para lo que sea una mejor experiencia de tu futuro, no la que te conecta con la pérdida del pasado.

4. *La ilusión del cuerpo de nadador.* Los nadadores no tienen cuerpos perfectos por su entrenamiento, sino por lo que provoca su psique. La manera en que su cuerpo está diseñado es un factor de su pensamiento y no el resultado de su entrenamiento. Esto no significa que su alimentación o rutina no los ayude, pero el poder de la mente es más poderoso.

Esto explica los problemas de la dismorfia corporal, que es cuando tu percepción del cuerpo no es real. Yo sufro de esta problemática, me veo en el espejo y tiendo a verme más grande de lo que soy. Esto me ayudó a entender que mi problema de imagen personal ha sido creado por mi mente cuando en realidad soy esbelta. Así que ya sé que cuando me veo al espejo y entran estos pensamientos ya no les hago caso, porque reconozco que sólo es mi percepción que está contaminada por esta creencia y no es la realidad. Al hacer conciencia de ello cambio esa creencia por pensamientos que me hagan sentir bien. Esto me ha ayudado a transformar poco a poco esta creencia que es una de mis más arraigadas, y ha logrado que me mantenga en mi peso ideal y más sano.

Tus creencias acerca de tu cuerpo son las que crean cómo te ves. El ejercicio y la buena alimentación son esenciales, pero lo más importante es cómo te sientes y qué piensas al verte.

5. *Creemos más en nuestras memorias que en los hechos.* La mayoría de las memorias están fabricadas o tienen más información que tú añadiste del simple hecho. Es como

jugar al teléfono descompuesto. En la memoria ya incorporaste tu propio significado o distorsionas tu percepción de lo que en realidad sucedió.

Vivir en la realidad es ver los hechos por lo que son, no la memoria acerca de un hecho similar que es pasado. Esto nos sucede mucho en las relaciones personales en donde cargas con toda una caja de memorias de tu ex y en el momento que algo similar sucede descargas esas memorias con tu nueva pareja.

Entender estos conceptos te va a ayudar a crear más conciencia y a vivir en la realidad. La realidad es más simple de lo que pensamos, va a permitir que tengas menos estrés en tu vida y te dará más poder personal de tomar acción hacia la experiencia que quieres vivir.

Experiencias

La vida está hecha de experiencias. Éstas son las que llevamos a la mente y al corazón. Hay mucho que vivir en este mundo, así que pregúntate qué experiencia quieres tener.

Tenemos muchos filtros con los que vemos la realidad. Sabemos qué es lo que nos gusta y esto es perfecto si nos funciona y estamos satisfechos. Pero ¿qué pasa cuando estos filtros o zonas cómodas dejan de sentirse bien? ¿Quieres seguir experimentando una y otra vez la misma cosa o estás listo para cambiar esa creencia? Parte de estar abiertos y receptivos es la capacidad de permitirnos vivir una nueva experiencia.

Si enfocamos nuestra energía en datos precisos o listas de requerimientos para estar con alguien o que algo suceda, difícilmente lo vamos a conseguir. Si tienes una intención pero dejas abiertas las formas o el contenido de cómo suceda o con quién, entonces será una experiencia nueva. Por ejemplo, si ya tienes el anhelo de querer estar con una pareja y llega de acuerdo a tu lista, siempre va a haber algo más que no esperabas o no estaba en tu lista y es posible que no dure. Si por el otro lado, estás abierto y sólo teniendo en cuenta los verdaderos límites, cosas que en verdad no toleras, ya sea violencia, drogas, abuso, estarás receptivo a lo que venga. Toma decisiones basadas en las experiencias que quieras vivir y no le hagas tanto caso al contenido.

PUNTOS DE REFERENCIA

El miedo a la incertidumbre o a elegir nuevas experiencias o creencias viene porque no tenemos puntos de referencia de ellas. Por eso para mí es fascinante conocer gente nueva que esté en otros mundos y culturas, o que tenga otras creencias. Ésta ha sido mi forma de aventarme a lo desconocido, sumergirme en mundos diferentes, vivir la experiencia y crear puntos de referencia de lo que es posible.

Entre más abierto estés a lo nuevo y quieras correr riesgos de no saber lo que va a pasar más puntos de referencia vas a tener. Es en esos momentos donde me arriesgo a experimentar algo nuevo, se me abre el horizonte y el mundo de posibilidades.

Es importante primero conocer y tener claridad de lo que quieras experimentar, cultivar un poco esa curiosidad ya sea con lecturas, cursos o con personas que han vivido cosas similares. Tener seguridad de lo que quieres hacer y establecer tus límites para después actuar. Por ejemplo, tienes dinero que quieres invertir. Primero te informas, te documentas, pides referencias, asumes tu riesgo, inviertes y te preparas para las consecuencias, ya sea que hayas tenido ganancias o pérdidas.

Uno de mis puntos de referencia fue mi curiosidad de experimentar el tantra y la sexualidad energética. Empecé con curiosidad, después llegó la claridad, leí, tome cursos, conocí a gente que había hecho esta práctica y decidí experimentarla. Al experimentar la primera vez el sexo energético me di cuenta del mundo de posibilidades que hay para explorar la sexualidad. Cambié mis creencias relacionadas a la sexualidad y este mundo se amplió. Ahora continúo viviendo estas experiencias que siempre son nuevas y que elijo continuar viviendo porque me dan bienestar y felicidad.

ENCARNAR

En inglés hay un término para la palabra "encarnar", que es *"to embody"*. Representar tu creencia o idea. De qué nos sirve leer o aprender conceptos o filosofías si realmente no lo hacemos nuestro. Para que la alquimia funcione debemos encarnar y aceptar cada parte de nuestro ser. Conozco a mucha gente que entiende de psicología, de la mente, de sexualidad, pero que no lo viven o experimentan. Cuántos terapeutas hay que son buenísimos para dar consejos pero su vida es un caos. Cuántos sexólogos hablan libremente de sexualidad, pero no tienen sexo. O cuántas personas saben de terapias de autoayuda pero no las practican.

En esta nueva era no se trata de ser eruditos en la materia, al menos que sea tu intención, pero si quieres vivir la transformación hay que experimentar lo que aprendes. Tengo muchos amigos que admiro, pero aquellos que viven lo que hablan o lo que creen tienen un espacio muy importante en mi corazón, son una inspiración y el tipo de personas con las que me gusta convivir más. Todo lo que les he compartido en mis libros y redes sociales lo encarno, lo vivo, lo experimento. No les hablo de dientes para afuera. Son libros con palabras de mis propias experiencias de vida, no sólo de conceptos que he aprendido.

Entre más encarnes lo que entiendes o a lo que aspires, más puedes inspirar a los demás y más satisfecho vas a estar contigo mismo.

VIVE Y DEJA VIVIR

Cuando encarnamos estamos viviendo con integridad. Recordemos no buscar la perfección pues eso nos hace juzgar a los demás. Me ha pasado que me encuentro a alguien en un reventón y me ve echando relajo y me dice: "¿No que eras muy sana?". O me encanta en mis redes poner chistes con palabrotas y me critican porque "no es muy espiritual".

Recordemos que somos humanos, que tenemos que vivir la vida con integridad y que somos espirituales, sexuales, mal pensados, ángeles, diablillos, vírgenes y promiscuos. Somos todos estos aspectos. La cuestión es serlos con aceptación y amor propio. Me encanta el dicho "Vive y deja vivir", así que dejemos de querer salvar a los demás, de querer cambiar la forma en que piensan y de evangelizar.

En mi círculo de amigos tengo gente muy querida con estilos de vida muy diferentes al mío. Algunos con creencias radicales, otros con creencias muy religiosas. Los acepto y quiero por lo que son. A todos los respeto y se han mantenido cerca porque ambas partes nos respetamos y no estamos queriéndonos cambiar. No hay nada más incómodo como que una persona quiera cambiar tus ideas o creencias. Que te juzguen por quien eres o lo que haces. ¿Te ha pasado? Deja de juzgar a los demás y respeta cómo cada quien decide vivir.

Si estás abierto y te interesa aprender más o tener otro punto de vista o referencia, da tú el permiso para que puedan platicarte más del tema o invitarte a explorar algo nuevo. No des consejos o trates de meter tu semilla a menos que te lo pidan o estén en un diálogo abierto. Nuestros límites psicológicos y emocionales son muy importantes, ya que normalmente el que juzga te avergüenza, y el hacerle esto a los demás te termina dando culpa más que bienestar.

Todos somos únicos y vivimos la vida de acuerdo a nuestra propia percepción del mundo. Todos fuimos criados de diferentes formas y con ciertas creencias, así que no esperes que todos sean iguales. Rodéate de personas en tu círculo cercano que te respeten y con las cuales puedas experimentar lo que quieres en la vida. Deja ir o dales *unfollow* a aquellas que no lo hacen. ¿Cuál es el punto de querer cambiar a los demás? Toma mucha energía y la vida es muy corta.

La alquimia y la conexión con los cinco elementos van a simplificar y hacer más fácil tu evolución como ser humano. Estos conceptos han cambiado mi vida y he encontrado un bienestar duradero. Después de estar en el camino de la transformación durante veinticinco años, esta práctica de la alquimia y este último año y medio de estudiar con Lawrence Lanoff me llevaron a entender más de mí que los cientos de cursos y libros que he leído. Digamos que me pude haber ahorrado años de trabajo.

Con esta nueva tecnología de conciencia aprendí que hacer conciencia a través del bienestar y el placer es mucho más fácil y delicado. Que yo tengo el poder para crear bienestar en todas las áreas de mi vida, que no es momentáneo, que es durable.

Con total gratitud, expansión, amor y libertad completo este libro. Un libro que no fue nada fácil de escribir, ya que tuve que explicar de una manera simple y práctica conceptos y experiencias de muchos años de trabajo interno, de experiencias dolorosas y fuertes, otras llenas de placer y gozo. Un libro en el que me enfrenté de nuevo con esas creencias y moralidad que no me hacen sentir bien. Que fue una revisión de lo que he vivido en estos últimos años.

Por momentos pensé en dejarlo a medias, pero algo dentro de mí sabía que tenía que traerlo a tus manos. Esto me motivó para seguir adelante: poder compartir contigo una fórmula más simple y muy poderosa para que transformes tu vida. Para apoyarte en tu camino de descubrimiento personal y animarte a que seas tu propio creador de una experiencia de vida que sea más alivianada, feliz y con muchos momentos de bienestar.

Te invito a que pongas en acción la alquimia de la transformación. Te felicito por tener tu mente y corazón abiertos a recibir esta fórmula de vida. Disfruta del proceso, ten paciencia y amor contigo mismo. Transforma todo aquello que ya no te sirva para abrir más espacio a nuevas experiencias que pueden hacer de tu vida mucho mejor de lo que imaginabas.

De corazón, te deseo que vivas en tu poder, amor y creando la vida que quieres y mereces. ¡Bendiciones en tu camino!